巧妙度過身心轉換期

# 更年期

值得信賴的
女醫師系列
10

川崎醫療生活合作社川崎協同醫院副院長
野末悅子／著
劉小惠／譯

品冠文化出版社

# ✤作者專訪✤

# 開朗度過更年期

## ※請問醫生，您走向醫學之路的關鍵為何？

一九三二年我出身於日本東京。是獨生女，父親和母親雙方的親戚中只有我一個孩子，所以大家都很重視我。五歲時和父母一起前往滿州（現在的中國東北部）。

由於先前在過度保護的狀況下長大，成為虛弱兒，因此，無法忍受滿州嚴酷的氣候，所以，小學時暫時回到日本茨城縣，和外祖父母一起度過。由於外祖父是醫生，所以我的身邊有醫生照顧。

我的母親出生於明治年代。非常嚮往擁有職業，但卻是一直待在家庭中的人。因此，當我幼小的時候，她就對我說：「女性想要自立，一定必須先擁有職業才行。除了結婚生子之外，同時必須擁有專門知識。」我就在母親這種教誨下長大，因此，自然選擇醫生之路。

我很愛說話，所以外祖父認為我適合當律師。但事實上，我最想成為古典音樂家。但是，在當時只能成為歌劇歌手，加上我沒有這種自信，所以只好放棄了……。

## ※為什麼選擇婦產科呢？

進入日本橫濱市立大學醫學部就讀之後，因為自覺本身為女性，環顧社會狀況，發現對於女性還是有許多不平等待遇。因此，想要從事對於女性有幫助的工作。

就在此時聽了當時的婦產科教授森山豐教授的課。他說：

「女性的疾病與社會關係密切。例如，在戰爭時為了增產報國，因此鼓勵大量生孩子。事實上，生育的問題應該由女性自己決定及管理。否則一旦罹患疾病不容易痊癒。」

由於站在預防醫學的立場討論這個問題，對我們的震撼非常大。以此為關鍵，我下定決心從事婦產科工作，走向母子保健之路。

## ※醫生本身也曾經歷過死產以及乳癌手術等痛苦體驗

擔任醫生工作的第二年，在最初工作的東大醫院分院生下頭胎，但當時是死產。臍帶比頭先出來，屬於臍帶下垂。如果當時像現在一樣有分娩監視裝置，就能儘早加以處理。但是很可惜……。

那的確是一件痛苦的體驗。但是身為醫生，幸好有這些體驗，所以能夠了解患者的心情。身為醫生應該站在患者的立場為患者多想想。從此之後，我在診察室面對患者時，或是負責電話諮商時，我腦中經常出現，「如果我是患者希望得到什麼援助」這種想法，為患者提供意見。

## ※經過三十八年的醫生生活，妳認為女性患者的意識改變了嗎？

女性變成更聰明了。但是，還有許多方面沒有改變。例如避孕的問題，許多人都交給男性做。

要不要生孩子、要不要進行手術等問題，自己並沒有想清楚，而是依照醫生的吩咐做的人非常多。

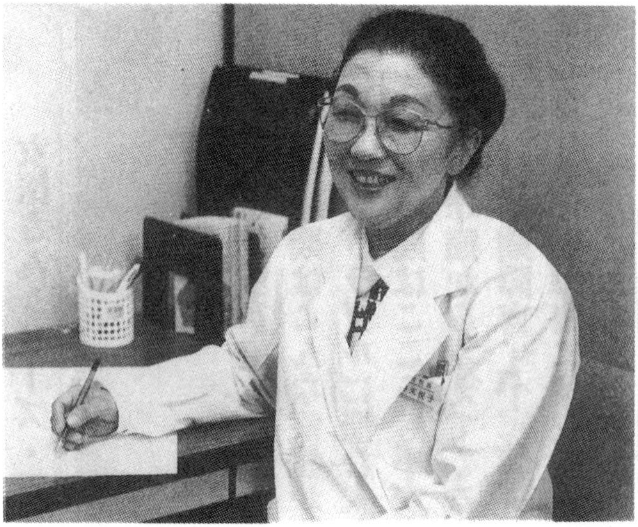

自己的身體應該由自己決定。當然，聽主治醫生的吩咐是很好的，但是現在有很多優良書籍，可以藉由閱讀書籍多學習一些，就可以自然決定方向。如果還是依賴他人決定，會造成困擾。

年輕女性最令人擔心的問題是熱衷於工作，暫時把生產、育兒的工作擺在一邊，等到想要孩子的時候恐怕又沒有孩子。

子宮肌瘤或子宮內膜症等的罹患機率隨著年齡的增長而增加。如果在三十多歲結婚之後立刻擁有孩子，的確是非常幸運的人。

生產有一定的期限，但是，年輕人似乎不太了解這些問題。

## ※每個人都必須迎向更年期，想要巧妙度過更年期需要何種心理準備？

以前人們認為更年期是女性畢業的時期，給人一種晦暗、否定的想法，但現在的想法已經不同了。隨著女性荷爾蒙變化產生的各種痛苦症狀，可以藉著服藥緩和；精神上的憂鬱狀態也可以藉由神經科的治療而改善。擁有正確的知識，抱持積極度過更年期的心情，則更年期絕對不是一種憂鬱時期，這是我的理論。

此外，更年期也是女性成人病出現的時期，一旦身體感覺異常時立刻前往醫院，這點非常重要。自己的身體一定要妥善進行自我管理。希望本書對於女性朋友們有所幫助。

# 目錄

## 第6章　女性荷爾蒙補充療法

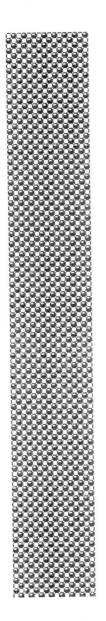

# 第1章❖更年期是由這些症狀開始的

## 更年期是指包括停經在內前後十年內

「更年期」或是「更年期障礙」這些名稱，相信大家都熟悉。更年期從什麼時候開始呢？更年期障礙到底出現什麼症狀呢？恐怕大家對它的認識就不多了。很多人認為更年期是從停經之後開始的，但事實上，這時稱為**更年期後期**。

更年期是指包括停經在內前後大約十年的時期，也就是說，還有月經的時候更年期就已經開始了。

女性的平均停經年齡為五十到五十一歲，在其前後十年內，

**更年期後期**

以停經為主，更年期區分為更年期前期與更年期後期。但到底什麼時候停經，事前並不了解，因此並不是非常清楚，大都是事後回顧才發現的。

也就是四十五歲到五十五歲就是更年期。也許有些人的內心感到不服，認為「四十歲層還是女性的壯年期。稱為更年期未免言之過早吧！」這是女人的心態。

但是，所有的女性從四十五歲開始，就過了人生的折返點，不久後就進入更年期。

更年期幾乎都是在本人還沒有意識到時就開始了。回顧以往，相信不少人就能想到「現在想想，那個時候的確是更年期開始的時候」。

## 月經不規則時，就是即將到更年期的時候

那麼，開始出現什麼症狀才算是更年期呢？

最好的判斷標準就是月經不順或停經。日本女性的平均停經年齡，我曾經寫過『女性的更年期』一書（大展出版社出版），一九八三年曾經發表過演講，以認識的一千名女性以及患者為對象進行調查，結果發現五十歲停經的人佔最多數。

但是，有些人在四十多歲就停經了，或是在五十五歲之後依然有月經。也就是說差距達十年以上。初經開始的年齡也有很大的個人差；同樣的，停經時期也有很大的個人差。

迎向停經時，很明顯的就是更年期了，不過在此之前的數年內會出現月經規則紊亂的時期。利用問卷調查發現，以四十五歲開始月經不順的人最多。也就是說，月經不規則的期間持續四到五年，而後完全停止。像這種逐漸不規則的現象開始出現時，就表示即將進入更年期了。

## 月經週期縮短或拉長時，也是即將進入更年期的訊號

所謂月經不順，大家可能認為是指月經的間隔逐漸拉開的意思。但是，如果月經有時來、有時不來，表示卵巢機能衰退，因此許多人察覺到「我終於進入更年期」。

但是，在月經有時來、有時不來之前，會出現一段月經提早的時期，妳知道嗎？

例如，以往二十八日型的人，週期可能縮短為二十五日或二十一日，月經週期縮短。或是以前三十五日型的人，對醫生說：「醫生，以前我年輕時月經週期很長，但是最近變成二十八日的週期。」似乎感到很高興。本人覺得卵巢恢復青春，但事實上，這是老化現象的開始。

回顧以往，月經間隔拉開的時期即使記得很清楚，但可能大都沒有自覺到更年期開始的時期這麼早吧。從這個較早的時期開始計算，大約有七到八年或十年左右月經規則紊亂時期，然後迎向停經期，這是一般的型態。

不只是規則紊亂。在這個時期還會出現**機能性出血**，也就是說，出現與平常月經不同的少量出血，滴滴答答持續不止。這種情形也出現在二十歲前的青春期時。青春期時是因為卵巢機能不成熟，而更年期則是因為卵巢機能衰退而引起的。總之，原因是因為卵巢機能不佳。

這種機能性出血經常出現在三十五歲之後的人身上，這也是

**機能性出血**

由於女性荷爾蒙分泌失調而造成，大部分發生在更年期時。大都為無排卵性月經或黃體機能不全引起的子宮出血。出血持續很久，可以藉著注射或內服女性荷爾蒙劑使其停止。

即將迎向更年期的一種訊息。

## 較常出現的更年期障礙——血氣上衝、發熱、發汗三種不定愁訴

除了月經之外，會讓人自覺到更年期到來的，就是更年期障礙。所謂更年期障礙，就是自律神經失調症狀。從兒童到老年人幾乎都會引起自律神經失調症狀。

但是，因為女性荷爾蒙不足的原因而在更年期出現的自律神經失調症狀，特別稱為更年期障礙。

很多人認為更年期就是更年期障礙，但這是不同的。不見得每個人都會出現嚴重的更年期障礙。

不過稍後為各位敘述，有些人嚴重到甚至想要自殺的地步，有些人則根本沒有察覺就度過更年期。所以，大約九成的人會訴說一些症狀。不過卻有程度之差，然而大部分女性都會有更年期障礙的經驗。

更年期障礙的**不定愁訴**，會出現在身體各處。最常見的就是血氣上衝、身體發熱、流汗等。在人前一緊張就會血氣上衝；一旦運動或活動身體當然會流汗，但是與此完全無關而出現這些症狀，就是更年期障礙的特徵了。

例如，搭車時拉住吊環的時候，身體突然覺得發熱。和別人站在路上說話時，突然覺得血氣上衝、滿臉通紅。或是精神稍微緊張時容易出現這些症狀。

此外，流汗的情形也很多。那就是，只要稍微移動就突然冒汗。年輕時不太會流汗，但是進入更年期之後經常冒汗，片刻不離手帕的人非常多。有時出現盜汗現象。即使冬天，盜汗的情況也很嚴重，連睡衣都濕了，大量排汗，一晚醒過來三次左右。每次都必須在寒冷的房間裏換衣服，因此訴說：「唉，我開始更年期了，一直感冒。」

待在辦公室工作時，當大家都覺得很涼爽時，只有自己的身體發燙，覺得熱得受不了，甚至必須在腳邊擺一個小的電風扇。

**不定愁訴**
出現疲倦、倦怠、缺乏食慾、頭暈、發麻等症狀，無法特定原因的身體失調現象，即使檢查也無法確認疾病。

冬天時丈夫說好冷，而自己卻覺得熱得受不了，不需要暖氣，會訴說：「無法和丈夫配合，感到很困擾。」

## 也會出現疲勞感、心悸、呼吸困難等現象

身體疲勞、倦怠、缺乏體力等的情況也很多。以往如果活動身體，大概只要睡一晚，第二天就能恢復疲勞，神清氣爽，再度恢復元氣，能夠繼續努力。但是，近來大約過了一週，氣力和體力都無法恢復。

最近經由電視上得知，引起**肌肉疲勞**時，年輕人在第二天會覺得疼痛，而老年人的反應比較遲鈍，大約在第三天才會覺得疼痛。如果出現這種傾向，就是老化現象。

此外，也經常出現心悸和呼吸困難的現象。爬樓梯時大家都會喘氣，但是如果在安靜時突然心跳加快、呼吸困難，獨處時反覆發生這種現象好幾次，感到非常不安，甚至有人會叫救護車前來進行急救處置。

**肌肉疲勞**
運動或爬山等使用肌肉後的疲勞，平常不活動身體的人，事後肌肉會非常疼痛。

## 容易出現血壓變動以及頭暈、耳鳴現象

此外，**血壓**容易變動。有人因為血壓下降而好幾次呼叫救護車前來，急速送往醫院。這一類型的人平時的血壓較高，大約為一六〇到一七〇（mmHg）左右，稍微興奮就接近二〇〇。但是，有一次蹲著上廁所之後，卻無法站起來，家人慌張地叫救護車，經過測量，發現血壓竟然低到七十，到達醫院後又恢復原先的數值。

經常發生這種現象，因此，在醫院進行腦部**CT電腦斷層掃描**以及腦電波、心電圖等，但是卻沒有發現異常，結果醫生說「沒什麼問題」，就讓患者回去了。

像這種到了更年期血壓容易變動的時期，血壓原本很高的人可能突然下降，或是相反的，原本血壓很低的人可能突然上升。

血壓容易變動的人，容易伴隨出現頭暈或耳鳴等症狀。偶爾出現頭暈或耳鳴現象感到不安而不敢外出，過去非常活潑的女性

**血壓**

由於心臟的唧筒作用將血液送達全身時，給予血管的壓力稱為血壓。正常血壓最低血壓為八十九（mmHg）以下，最高血壓為一三九（mmHg）以下。

**CT電腦斷層掃描**

CTX光檢查，對於人體的橫切面從各種角度照射X光，將得到的情報經由電腦解析，變成映像化進行診斷。

**膀胱炎**

細菌或陰道滴蟲等原因使得膀胱黏膜發炎，稱為膀胱炎，以女性較常見。二十歲以上的性活動期和停經期為發病顛峰。排尿次數接近，出現剛上過廁所又想再上廁所的不快殘尿感，嚴重時在排尿結束後會產生灼熱痛，出現血尿。經由尿液檢查進行診斷，就可以發現膀胱炎。服用抗生素治療一～二週內痊癒。日常生活中需多攝取水分，沖洗掉膀胱內的細菌。

卻躲在家中，令周遭的人感到擔心，就是因為這種原因。

## 頭痛、手腳冰冷症、排便異常等現象也開始出現

很多人有頭痛的煩惱。也有各種不同的型態。有些是眼睛深處感覺疼痛；有些人是半邊的頭部感到疼痛；有些則像被鐵環勒緊般整個頭部感覺疼痛，症狀各有不同。

此外，過去就出現頭痛毛病的人，停經後可能變成更嚴重，會持續二到三年的時間。

手腳冰冷症也是更年期較常見的症狀。許多女性在年輕時就出現手腳冰冷症。但是年輕時沒有這方面問題的人，到了停經後可能突然覺得手腳和腰部冰冷。尤其下半身非常冰冷。

有些人同時出現血氣上衝和冰冷的現象。因為血氣上衝而頭部非常熱，但是下半身卻像冰一樣冷，身體的感覺非常凌亂。

手腳冰冷症共通的現象就是，排尿時間接近。剛上完廁所馬上又想再上廁所，懷疑罹患**膀胱炎**而前往醫院，但是醫生卻說：

「沒有發現細菌，可能是神經性造成的影響。」事實上，這是更年期障礙的症狀。

很多人並沒有察覺更年期障礙，但是體調卻和以往不同。以前每天排便的人，可能出現便秘傾向，或是相反的出現肚子痛、下痢的現象。

反覆出現便秘與下痢的疾病中，最可怕的就是**大腸癌**。如果持續出現這種症狀時，必須接受大腸癌檢查。如果發現無異常，可能就是更年期的不定愁訴了。

## 各處疼痛，皮膚和黏膜乾燥

此外，整形外科方面的問題也很多。包括肩膀痠痛、頸部疼痛、背骨疼痛、腰痛、足、膝、手、手指，或是整個身體的骨骼關節等都會疼痛。我本身就出現這種情況。雖然沒有出現血氣上衝、身體發燙、發汗的現象，但是不論躺下休息或工作的時候，覺得身體關節非常疼痛，這是很難忍受的事情。

**大腸癌**

結腸與直腸合稱大腸，出現在大腸的癌稱為大腸癌。由於飲食生活歐美化，最近大腸癌在國內有增加的趨勢。下腹部疼痛、排尿困難、下痢和便秘反覆出現、血便、食慾不振等為主要症狀。血便和來自胃的出血所造成的糞便不同，為鮮血便。

**慢性關節風濕**

手指、腳趾關節紅腫、疼痛，尤其早起時手指僵硬，很難活動為其特徵。疾病進行時關節會變形，最後整個關節都無法動彈。男女患者比大都為一：三～一：四，以女性較常見，而且二十～四十歲層時最容易發病，為一種無法確立治療法，屬於一種難治之病。

**尿沉渣檢查**

腎臟或膀胱、尿道出現異常時，尿中會出現一些紅血球。將試紙插入尿中，調查這個尿沈渣的檢查。結果為陰性（負）時則為正常，健康的人有時也會摻雜一些紅血球。

引起這些症狀的疾病，包括**慢性關節風濕**，不過如果進行風濕反應調查，大部分人都是陰性反應。也就是說，這種身體各處的疼痛應該是更年期造成的症狀，所以，首先最好前往整形外科或內科接受檢查。事實上，這也是由女性荷爾蒙不足而引起的典型更年期症狀之一。

皮膚也會產生變化。一般而言，臉、身體、手腳的皮膚會乾燥，而且很癢。尤其腳跟皮膚乾燥，穿絲襪時經常勾破絲襪。

黏膜到了此時缺乏滋潤。洗澡清洗身體的時候，塗抹肥皂後覺得身體刺痛，外陰部疼痛，排尿之後尿道口刺痛，或者覺得陰道疼痛，性生活痛苦等各種症狀都有。

在工作場所或地區接受健康診斷時，會進行尿液檢查。而更年期女性的**尿沉渣檢查**經常出現陽性。如果其他方面無異常，則可能是膀胱或尿道黏膜出現肉眼看不到的程度之出血現象。

到了更年期由於女性荷爾蒙不足，因此黏膜孱弱，會因為小的問題出血。

## 情緒低落、憂鬱、出現精神變化

更年期障礙不只會出現身體的症狀。精神方面也會產生很大的變化。不安、情緒低落、憂鬱、焦躁、容易健忘等傾向都增強了。

更年期以年齡而言，正是女性面對各種問題的時期。必須照顧老年人，孩子升學或結婚、離家，自己覺得很寂寞。或是必須和退休的丈夫兩人一起在家中生活。對於自己的健康感覺不安……。面對這些問題當然會覺得情緒低落。但是，即使完全沒有不安因素，還是有人會莫名其妙感到不安。

例如，某個人其他家人全部出外旅行，當天不回來，在這天晚上心想：「明天再這樣下去，大家都不回來，只有我一個人在家該怎麼辦？」突然想像一些不可能發生的事情，而感覺非常不安。

爺爺奶奶都非常有元氣、孩子也沒有問題，夫妻和睦，看不出來有什麼值得煩惱因素的人，突然陷入憂鬱狀態，或是開始煩惱。像這種情況就是更年期特徵。

## ●有些人會產生強烈憂鬱症狀

有些人會陷入嚴重的憂鬱狀態。結果導致失眠，再怎麼睡都覺得早晨不想起床。好不容易下床，可是不想洗臉、不想化妝、披頭散髮，不想打掃、購物、準備餐點，不想將自己打扮得漂漂亮亮的，嚴重時甚至想死。

我的患者中也有這樣的人。這位患者的丈夫已經過世了，成為生命意義的唯一女兒也結婚離家。她自己陷入孤獨的狀態中，覺得心靈空虛的時候又迎向更年期，因此產生強烈的憂鬱症狀。她住在高樓大廈的較高樓層中，每天只想「我已經失去生存的意義，從這裏跳下去死掉算了」。

再這樣下去，憂鬱症狀會越來越惡化，應該早點接受精神科或婦科治療。

這位患者後來藉著女性荷爾蒙補充療法，完全判若兩人變成非常有元氣。像這種本身有問題，或是從年輕時就有憂鬱傾向的人，到了更年期時，憂鬱症狀會強烈出現。

## 失眠、焦躁也是因為女性荷爾蒙失調而引起的症狀

失眠的情形也是如此。三十幾歲年輕時必須育兒、忙著家事、工作而非常疲累，晚上一躺下來就睡著了。但是到了更年期卻無法做到這一點。躺在床上卻一直無法成眠。當然手腳冰冷也是原因之一，就是一直睡不著覺，好不容易快睡著時，沒想到又立刻清醒，就這樣睜著眼睛直到天亮都睡不著。

睡眠不足，第二天體調就不好，出現頭痛和焦躁現象，到了傍晚時又擔心今晚睡不著而感到不安，出現失眠的惡性循環。

自己本身可能沒有察覺。很多人會暴躁易怒。工作的人在工作場所可能會因為一點小事而對他人發脾氣，人際關係不順暢。自己會說：「忙碌於責任重大工作，因此焦躁。」或是說：「因為更為累，當然會生氣。」提出各種理由。但事實上，這也是因為更

年期女性荷爾蒙變調而引起的症狀。

當詢問這些症狀的情況時，很多人回想以往，才察覺「說的也是，當時易焦躁，現在想想應該是因為更年期的緣故」。在家庭中如果孩子們說：「媽媽最近好像很愛生氣喔！」可能表示妳的更年期到了。

## 容易健忘

非常健忘。像我一直到現在還是因為這個問題感到煩惱。就年齡而言我已經過了更年期，所以可能算是初老期健忘症吧！

我每天早上出門時，身上一定要攜帶五種法寶。也就是手錶、眼鏡、鑰匙、行動電話、計步器，如果不準備齊全則在工作上會造成不便。

但是，有時候忘記攜帶其中一種就走出家門，事後才察覺到，經常慌張的說：「糟糕了！」最近經常清點這五項物品，一定要確認都帶齊了才出門。

不僅如此，從別人那裏聽到的事情立刻就忘了。因此，重要的事情必須記錄下來，但是現在有時候連記錄的便條紙放在哪裏都忘記了。

比這種更嚴重的疾病就是**早老型痴呆症**。

## 十個人中有九人出現一些症狀

更年期的不定愁訴多采多姿，但是，有些是本人意想不到的型態。

所以到底從什麼時候開始、出現的頻度如何？根據我進行的問卷調查結果，有些人三十五歲之後開始出現這些症狀。

不論哪一種更年期特有的不定愁訴，出現的比例三十歲層為百分之六十五、四十歲層為百分之八十八，五十歲層則為百分之九十以上。

也就是，隨著年齡的增長會增加，特別是停經後的五十歲層開始，十人中大約有九人會感受到一些更年期症狀。

**早老型痴呆症**

初老期痴呆的代表性疾病，四十歲層發病。腦細胞變性、萎縮、功能減退而引起。很容易健忘，甚至無法辨認家人的臉，以智能降低為主的精神症狀，在短期持續進行。原因不明。

該如何應對呢？因人而異各有不同。屬於輕微的更年期障礙，不必服藥就可以度過的人也很多。另一方面，必須接受治療，想要早日去除痛苦症狀的人也不少。該選擇哪一種方法，則看本人的決定。

總之，以往必須獨自忍耐、無法告訴他人的更年期障礙，到了最近，女性可以正大光明訴說自己身體的狀況，而且積極接受治療，這的確是可喜的現象。

## 更年期的關鍵字在於「停經、卵巢退休」

更年期障礙到底會出現何種症狀，相信各位已經瞭解了。男性沒有更年期障礙，為什麼只有女性出現這種狀況呢？

我認為這是因為女性的卵巢到了「退休」的年紀。有人說肌膚的轉捩點是二十五歲。卵巢也有轉捩點，大約在三十五歲時功能開始慢慢衰退。當我們讚美女性的壯年期時，事實上體內已經開始老化狀態。

卵巢老化、縮小、變硬。其中仍然殘留許多卵子，但是，排卵並不順暢。

月經規則紊亂，也會引起機能性出血的理由就在於此。三十五歲時開始逐漸衰退，但是到五十五歲時，功能才完全停止。所以卵巢大約以二十年的時間慢慢衰退。

## 月經配合丘腦下部、腦下垂體、卵巢等刺激而引起

卵巢衰退到底會變成何種狀態呢？

想瞭解這一點，首先必須瞭解引起月經的構造。

月經藉著間腦的丘腦下部、腦下垂體、卵巢三個部位互相刺激，順暢發揮作用才能引起。

首先是從丘腦下部分泌促性腺激素釋出激素，刺激腦下垂體，腦下垂體再分泌卵泡刺激素（ＦＳＨ）。而卵泡刺激素刺激卵巢中的卵泡，其中的一個卵泡開始成熟。同時，由卵泡分泌雌激素（卵泡素）。

## 荷爾蒙與子宮內膜週期

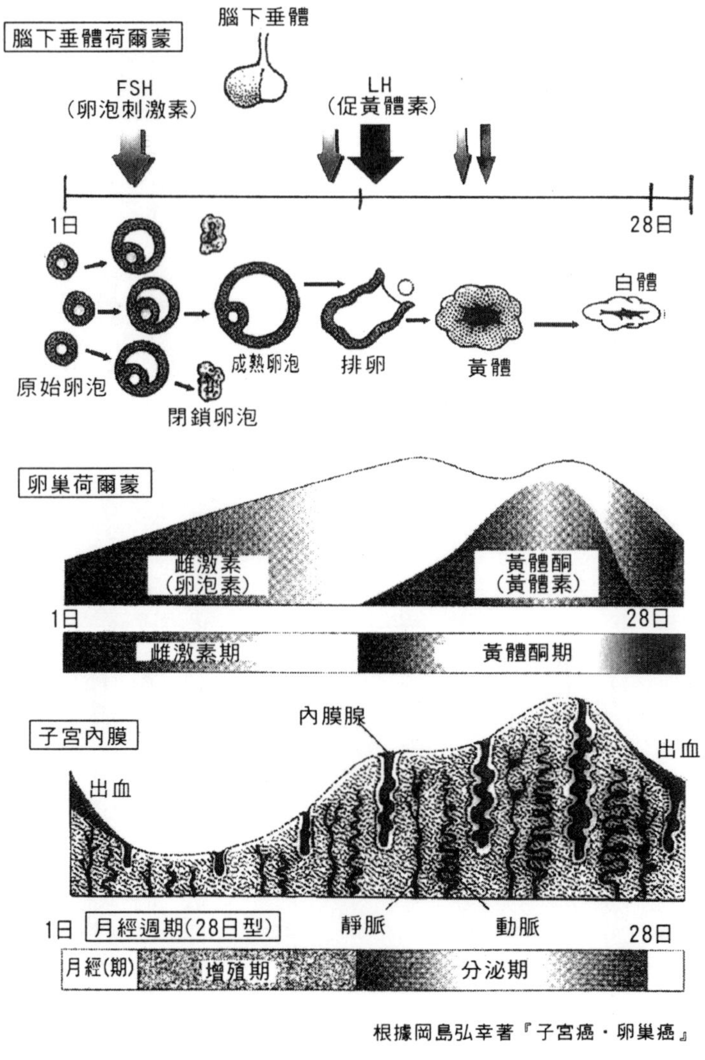


根據岡島弘幸著『子宮癌・卵巢癌』

性腺機能與女性荷爾蒙的功能

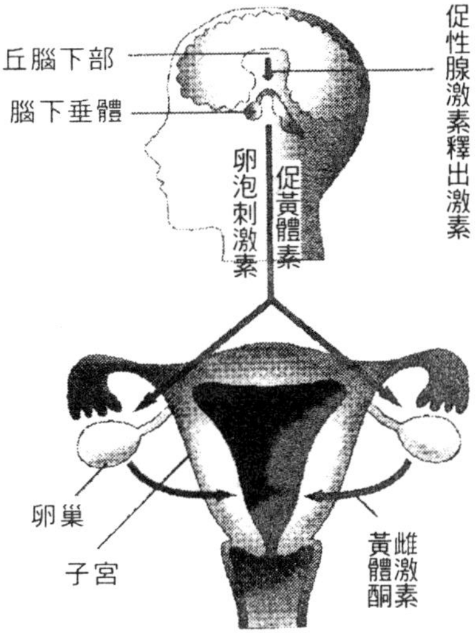


雌激素具有讓子宮內膜增厚、做好懷孕準備的作用。

當血液中的雌激素增加時，這個情報會回饋到丘腦下部和腦下垂體。這時，來自腦下垂體的卵泡刺激素量會減少，取而代之的則是分泌大量的促黃體素（LH）。刺激充分成熟的卵泡，卵子飛出。這就是排卵。

由卵泡飛出的卵子被輸卵管吸入。這時就已經完全做好受精的準備。

卵子飛出之後的卵泡會變化為黃體，分泌黃體酮（黃體素），以及少量的雌激素。黃體酮會調整子宮內膜，使受精卵容易著床。但是如果沒有受精時，黃體會退化，黃體酮和雌激素的量也會急速減少。結果增厚的子宮內膜就會剝落出血，這就是月經。

月經開始後雌激素和黃體酮的量降低時，丘腦下部再度放出促性腺激素釋出激素，刺激腦下垂體。根據這個構造月經週期反

**乳腺**

與脂肪一起構成乳房的組織，由分泌乳汁的小葉與將乳汁引導到乳頭的乳管構成。乳腺受到女性荷爾蒙的作用產生週期性變化，雌激素對乳管，黃體酮對小葉產生作用。當這兩種女性荷爾蒙平衡失調時，就容易得乳腺症。

覆出現。

## 更年期後，從卵巢分泌的女性荷爾蒙銳減

丘腦下部、腦下垂體、卵巢如果無法互相刺激保持一定的規律時、卵巢老化功能不良時，會變成何種狀況呢？

由於卵巢分泌雌激素和黃體酮兩種女性荷爾蒙，一旦老化之後，這些女性荷爾蒙的分泌量會急速減少。

尤其雌激素會刺激**乳腺**使乳房豐滿，促進陰道黏液分泌，保持肌膚的彈性，對於保持女性的魅力而言具有重要的作用。同時，可以使壞膽固醇（ＬＤＬ），好膽固醇（ＨＤＬ）增加，而且防止鈣質由骨骼流失。也能對間腦產生作用。具有使心情開朗的作用，當雌激素銳減時，身體各處當然會出現問題。

## 丘腦下部引起恐慌，紊亂自律神經

不僅如此。一旦卵巢衰弱時，卵巢拼命努力想發揮作用，而腦下垂體會大量分泌十倍、二十倍的卵泡刺激素刺激卵巢。但是腦下垂體是接受丘腦下部的指令而發揮作用，因此，連丘腦下部都必須分泌大量的促性腺激素釋出激素來刺激腦卜垂體才行。

最後會發生什麼狀況呢？

控制女性荷爾蒙分泌的最高司令部間腦的丘腦下部還有其他自律神經中樞，因此引起恐慌，自律神經平衡失調，出現血氣上衝、身體發熱、大量發汗、心悸、呼吸困難、腸蠕動不順暢，以及手腳冰冷症等各種不定愁訴。

## 更年期障礙出現的方式也受環境影響

大約九成的女性到了五十歲時，或多或少都會感受到更年期症狀，但是感受方式具有個人差，有些症狀非常強烈，必須接受治療，否則會妨礙日常生活；有些則不會覺得很痛苦，症狀非常輕微。差距到底由何而來？

卵巢機能當然也有個人差。但，所有女性的卵巢都會逐漸衰退。衰退方式則沒有差距。為什麼更年期障礙出現的方式卻有輕重的差距呢？也許妳會覺得不可思議，這主要是因為環境不同以及處理方式不同所造成的。

迎向更年期的年代，對於女性的人生而言，也是面對各種問題的時期。例如，自己和丈夫的雙親都年老必須照顧。此外，親手養大的孩子可能因為就職或結婚而離家，失去心靈的支柱。而丈夫也迎向退休的年齡，自己和丈夫兩人待在家裏，必須重新調適夫妻關係。

因為工作而累積各種經驗的女性，雖然體力衰退，但在工作場所的責任卻非常重。如果從事中間管理職則承受的壓力大小和男性相同。加上對於自己的健康感到不安。在這個時期，更年期不僅對身體，對精神面而言也屬於造成許多煩惱的時期。

性中樞間腦的丘腦下部，受到腦中發揮最高等作用的**大腦皮質**支配。因此，遇到煩惱時大腦皮質承受壓力，丘腦下部也會受影響而失調。所以承受壓力越大的人，越容易出現強烈的更年期障礙。

## ●完全沒有感受更年期障礙的土井高子

約十年前日本NHK電視台連續三天播放更年期節目，我也參加節目演出。我到現在還記得很清楚。當時包括更年期障礙嚴重的人和輕微的人接受電台訪問。特別嚴重的人是林郁女士，她是一位寫家庭離婚書籍的作家。她本身也曾有和著書內容相同的體驗，遇到這些煩惱的期間正好和更年期重疊，三年來痛苦的想要尋死。

相反的，也有完全沒有感受更年期障礙的人。那就是土井高子。土井當時正好是日本社會黨委員長，由於周圍眾人的期待，因此使她恢復元氣、燃燒鬥志，這時恐怕無暇顧及更年期障礙。她非常活躍，使得同樣身為女性的我，衷心為她喝采。

**大腦皮質**　覆蓋在大腦最外側，占有廣大面積的部分，越是高等動物越發達。由前後縱走的大溝分為右半球、左半球，各自分為額葉、顳葉、頂葉、枕葉四大部分。掌管精神活動或知覺運動等，是人類最高次的中樞神經。

看了兩人的專訪，我實際感受到環境對身體造成的影響真是非常大。

如果遇到討厭、煩惱的事情，則頭腦中就好像有暗雲覆蓋似的揮之不去，在這種狀態下就會出現強烈的更年期障礙。相反的，如果在好的環境中，再加上一些讓人覺得很愉快的舒適刺激，就會使不定愁訴煙消雲散。這些人不僅能減輕更年期障礙，甚至連原本規則紊亂的月經也能再度順暢。

## 完美主義者容易出現強烈的更年期障礙

除了卵巢老化與環境之外，另一個原因就是本人的性格，也會使更年期障礙加重或減輕。

一般傾向是，完美主義者的更年期障礙更容易強烈出現。如果是大而化之的作法無法使她感到滿意，任何行動一定要做到一百分才覺得高興的人，就必須注意這個問題。

隨著年齡增長、體力衰退，不論做任何事情都沒有以前做的這麼完美，但是，還想做到和過去一樣好的地步，一旦做不好就感到焦躁，甚至陷入自我嫌惡的狀態中。這些人不只對自己，對他人也要求完美，如果對方不在乎妳的想法妳就變得更焦躁。

對妳而言這是一大煩惱，但周遭的人卻認為妳根本沒有什麼情緒低落的理由。事實上經常焦躁憂鬱的人就是屬於這類型的人。妳屬於這類型的人嗎？

# 第2章❖❖因爲性問題而感到煩惱的人也增加了

## 更年期女性的煩惱中較常見的性交痛

更年期一旦談到夫妻之間的問題時，原本被視為禁忌、視而不見的問題可能全部都出現了。也就是原來夫妻間不探討的問題，現在都可能拿出來探討，其中當然也包括夫妻性生活在內。

進入更年期的女性最煩惱的問題，應該是陰道乾燥以及因此產生的性交痛。

我在某間診所對於接受女性荷爾蒙補充療法（參考一〇二頁）的更年期患者一四〇人進行問卷調查。

對於「妳對何種症狀感到最在意」？的問題，經由複數回答的結果，繼血氣上衝、發汗、疲勞、倦怠等更年期特有症狀之後，占第八位（百分之二十五）的是性交痛。

國人對這個問題有一種羞恥意識，因此，不願意對醫生說出口。我的患者也很少以性交痛當成主要症狀述說。但是，看問卷調查結果就可以知道，到了更年期性行為變成一種痛苦的人四人中就有一人。的確是嚴重的問題。尤其對更年期的女性而言，這個問題可能更嚴重吧！

性交痛以更年期，尤其是停經的人較常見。其原因是女性荷爾蒙的雌激素（卵泡素）分泌降低。雌激素能夠增加保持膠原蛋白皮膚彈性的組織。所以，年輕女性的肌膚滋潤、具有光澤，就是因為含有許多膠原蛋白。

但是，隨著年齡增長雌激素減少時，膠原蛋白也喪失，肌膚不再具有彈性，變成乾燥、萎縮而出現皺紋。

陰道也會出現同樣的現象。由於雌激素不足，停經後陰道萎

**萎縮性陰道炎**

由於陰道萎縮、老化而引起，停經後女性較常見的陰道炎。由於雌激素分泌減退而造成。陰道內酸性度降低，雜菌繁殖引起發炎的狀態。進行性行為時非常疼痛，或是引起少量出血。也稱為老人性陰道炎。

縮而失去彈性。此外，由於乾燥缺乏滋潤，因此黏膜變成非常薄。進行內診等些許的觸摸都可能引起出血。這種情況稱為**萎縮性陰道炎**，是停經後女性較常見的症狀。

如此一來，對於陰莖的插入就會感到痛苦，因此想避免性交，使得黏膜更容易萎縮。此外還有「陰道發癢」、「穿長褲時一旦摩擦就覺得刺痛」、「性交時產生灼熱痛」、「性交後尿道入口附近還有刺痛感，淋浴抹肥皂時也會覺得刺痛」，出現各種情況。

## 男女性慾出現差距

性行為一旦出現痛苦時，女性就會煞費苦心避開丈夫的要求。看電視直到深夜，故意挪開與丈夫上床的時間，或是讓丈夫喝酒盡量提早睡覺，甚至分房睡等。

事實上，這些人的確非常辛苦的想克服性問題。有些女性因為拒絕丈夫的要求而造成夫妻關係不良。甚至有人說：「看到丈

男性與女性的性慾求程度（60歲以上　1985年）

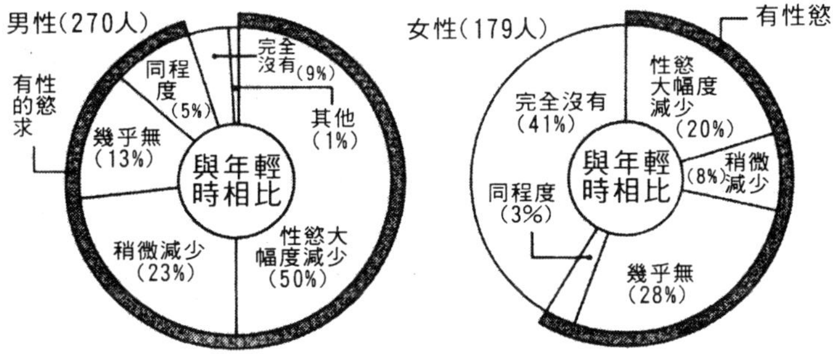


根據大工原秀子著『無性生活無法訴說老後生活』

夫的臉就好像看到鬼一樣。」

變成這種情形不僅是雌激素不足，女性和男性的性慾差也是原因之一。以六十歲以上的男女為對象進行調查，發現停經的女性與同年齡的男性相比，性慾求有減少的傾向（參考上圖）。這是因為女性卵巢老化和男性睪丸老化相比，女性急速進行的緣故。

更年期時可能因為月經不規則，而停經後的女性很自然的性慾會減退。但丈夫的情形並不是如此。男性即使到了六十歲，雖然並不和年輕時一樣，但是性慾並未衰退。到了七十歲才開始慢慢衰退，超過八十歲後才會大幅衰退。因此，性慾具有很大的男女差。妻子因為性交痛而對性行為敬而遠之，會使夫妻間產生更大的差距。

到底應該不斷努力配合丈夫的要求，努力維持圓滿的夫妻性生活，還是應該因為停經而不讓丈夫靠近，必須看以往夫妻過著什麼樣的性生活而決定。

如果能夠體貼對方，在性行為方面取得巧妙溝通的伴侶，即使進入更年期後，妻子也希望儘可能維持以往的性生活。但如果被老舊的想法束縛，認為享受性生活是罪惡的事情，或是以往一直忍耐男性本位性生活的女性，到了這個時候可能認為自己已經解放了。有些人甚至一直必須在丈夫面前裝出自己獲得快感的表情。這些人到了年紀大之後，由於性交痛強烈，不再重複過去的演技。

不過，性的問題因人而異，不能一概而論，這是很難解決的問題。

**陰道塞劑**

放入陰道內的雌激素陰道塞劑。對於因口服女性荷爾蒙劑而胃不舒服的人而言是另一項選擇。

## 解決陰道乾燥的方法

如果是單純的陰道乾燥導致性交痛問題，解決這個問題很簡單。最簡便的方法就是，可以使用性交用的凝膠。當成潤滑劑使用的凝膠可在藥局買到。

此外還有給與陰道滋潤的女性荷爾蒙劑**陰道塞劑**。但有時使用這種藥物時已經來不及了。「可能在前一天晚上，或是認為「今天晚上可能進行性行為，所以……」」，當天上午就要放入。無法接受女性荷爾蒙補充療法的人，或是不願意服用女性荷爾蒙劑的人，我建議大家使用這種塞劑。與凝膠不同的是，女性荷爾蒙劑的陰道塞劑在對方沒有察覺時就可以使用。但是這種藥物必須由醫生開處方箋，否則無法買到。

第六章中為各位敘述的女性荷爾蒙補充療法，對於消除性交痛也非常有效。

## 妻子持續拒絕會造成無性生活

如果僅是性交痛問題可以輕易解決，不過夫妻之間若有問題存在而影響性行為，就很難解決了。

我的患者中有些人因為性交痛而拒絕性行為，結果丈夫另有愛人，最後離婚了。像這樣的夫妻，從以前開始雙方的心就已經分開，無性生活只是一個關鍵而已。但是，性的確會造成夫妻間的裂痕。

此外，有一個人發現丈夫在外風流時，正好與她的更年期時期相同，因為她已經不願意再盡妻子的義務，配合丈夫進行性行為。在家中也已經處於分居狀態，她只能藉著游泳掃除心中的鬱悶。

此外還有持續拒絕的人，正在接受女性荷爾蒙補充療法（以下簡稱女性荷爾蒙療法）之後陰道狀態恢復，接著她開始引誘丈夫上床，但丈夫卻沒有反應。因為以往當丈夫要求她時，她每次都強烈拒絕。這次即使對丈夫說：「來嘛！」恐怕對方也會為了維持自尊而不願答應。

事實上，接受女性荷爾蒙療法使得性慾亢奮，因此引誘丈夫，但是因為長期拒絕丈夫、疏遠了丈夫，現在有些人反而不敢開口邀約丈夫了。

據說很多中高年齡的夫妻大都是無性生活，這可能是開端之一吧！

## 夫妻間必須有性生活

女性因為性生活痛苦而對性生活敬而遠之，大部分男性都很溫柔，沒有辦法只好忍耐。但是如前所述，因為遭受妻子拒絕，丈夫也變得頑固，無法掌握雙方互相引誘對方的關鍵，結果變成無性生活的夫妻也不少。女性可能因此感到慶幸，但是男性卻無法失去性慾。如果妻子不配合時，丈夫可能會另找其她女性。即使不採用這種方式也可能埋首於興趣中，或是盡量運動，利用其他方式發散自己的性慾。

當然，夫妻並非一定要擁有性生活才行。有人說：「我的丈夫罹患糖尿病，不能行房，但是兩人都覺得無所謂啊。」此外我還知道一對夫妻雖然分房睡，長年沒有性生活，可是夫妻關係卻非常好。

就算沒有性生活，光是身體互相接觸的親膚關係，就能使心靈休憩。所以一定要擁有兩人都能接受的方法。

另一方面，藉著女性荷爾蒙療法之賜使得性慾提高，想要再度展開性生活時，必須由妻子坦白主動接近丈夫比較好。

性的表現具有很大的個人差，所以，每對夫妻都應該有他們自己的性生活型態。如果想要改善，或想擁有和以往相同的性生活，現在使用女性荷爾蒙療法等，是可以辦到的。

事實上，很多人因為接受女性荷爾蒙療法使得陰道滋潤後，能夠過著與以往相同的性生活而前來感謝的人非常多。

先前敘述的丈夫有了愛人最後離婚的這位患者，後來接受女性荷爾蒙療法恢復青春，結交了比自己年輕的戀人後來再婚了。這真是意想不到的快樂結局。

像這種例子不只她一位。就我所知已經有好幾位。事實上不只妻子，一旦遠離的性生活復活後，丈夫也感到非常高興的人大有人在。

不要因為覺得沒辦法而放棄，關於性的問題必須坦白和丈夫商量，找出雙方都不會勉強的情況進行舒適的性生活。

## 單身者最重要的是有一位心靈契合的異性朋友

最近終生不婚的人，或者到中年離婚的人、丈夫死亡等單身迎向更年期的人增加了。無論已婚或是單身女郎，更年期同樣都會來臨。

單身者中有些有情侶，具有正常的性生活，這些人可視為有丈夫的人。現在沒有情侶的人，如何解決性的問題呢？

接受女性荷爾蒙療法，一旦女性荷爾蒙充足時，不會引起性交痛，甚至有些人性慾高漲。

這時如果認為「我是單身女郎」因此感到困擾，就必須接受女性荷爾蒙的量，只要減輕更年期症狀就可以了，一定要抑制性慾。

此外，有些患者是因為性行為覺得痛苦而感到煩惱，另外有些患者則是，也許本人沒有察覺，就是因為沒有性生活而顯得焦躁。情緒興奮時如果自己能夠放鬆，也可以進行手淫。

但是，這個年紀的單身者最重要的不是性生活的有無，而是身邊是否有能讓自己安心的異性。甚至只要觸摸到異性的肌膚就會覺得非常喜愛。這時不見得一定要有性器的插入，和喜歡的人共度一晚，就能治療身心的寂寞。如果感到勉強時，可以聽好聽的音樂，或是享受美味大餐，喝酒也不錯。

到了更年期的年紀，擁有雙方都抱持好感的異性朋友是最棒的。一定要擁有這種朋友，能使妳的心理產生快樂的刺激，就能促進血液循環，使自律神經穩定。

我非常贊成單身的人，或是與丈夫離婚、死別的人，結束育兒工作之後應該再婚或是擁有伴侶。不必考慮是否應該將戶籍遷入等煩人的問題。只要擁有週末時可以一起度過的戀人就不錯了。吃東西也一樣，自己單獨吃非常無聊。如果擁有能夠一邊聊天一邊共進美食的朋友，當然是最好的。

摒除古老傳統的壓力，不要認為上了年紀的女性尋求伴侶是難為情的事。應該坦白面對自己的心靈，自然的活著。

## 值得依賴的女性朋友們

許多女性認為和男性交往是很麻煩的事情。這類型的人可能擁有許多女性朋友吧！

長年累積女性經驗的女友們，的確是無可取代的。

尤其單身者一旦臥病在床時，擁有值得依賴的女性朋友們是不可或缺的。不要認為自己可以不依靠任何人，所有事情都自己做。當自己無法辦到時可以依賴他人，或是當其他人遇到困難時，自己也能為他們付出，這種心情非常重要。

## 到了更年期也要正確避孕

進入更年期月經不規則時沒想到卻懷孕了。從三十幾歲開始妥善避孕的人，到了更年期可能會掉以輕心。但即使到了這個時期還是應該正確避孕。

三十幾歲月經規則時，能夠輕易了解何時是危險期、何時是安全期，但是到了四十幾歲時卵巢老化、排卵不規則，卵子可能太早或太晚飛出，一旦怠忽避孕，可能真的會懷孕。

在十歲層和四十歲層人工墮胎的人數不會減少，這是全世界共通的現象。可能因為許多人認為「到了這個年紀應該不會再懷孕了」的輕鬆心情造成這種結果。

月經完全停止是不是就不需避孕了呢？不能一概而論。有些人四十五歲時月經停止，但是也可能因為某種關鍵而再度開始。

我的患者中就有這種例子。這位患者四十二歲時丈夫死亡，因為這個打擊而月經停止。幾年後結交新的戀人，月經再度開始。如果年紀較輕，而且卵巢還有復活可能性的人，加上一些正面的刺激，可能使得卵巢機能復活，所以一定要小心。但是過了五十五歲後就不必擔心這個問題了。

婦產科的定義認為「月經停止後過了一年，下一次月經一直沒有來時，則一年前的月經視為最終月經，也就是停經」。但是也有例外的情況。

**基礎體溫**

安靜狀態下測量的體溫，為了瞭解排卵狀況而使用。大都是在起床後躺在床上測量。

很久以前一位罹患子宮肌瘤的五十三歲患者，因為體調異常而前往內科就診。由於腹部膨脹，醫生認為可能是子宮肌瘤而讓她前往婦科，檢查後發現不是子宮肌瘤而是懷孕。這位患者五十一歲時月經停止，後來持續一年都無月經，認為已經沒有問題而感到安心，因此沒有避孕，沒想到卻懷孕了。

也有這種例子。為了謹慎起見，即使停經後最好避孕二年。

## 利用基礎體溫掌握自己的體調

談到避孕，希望更年期女性一定要測量**基礎體溫**。二十歲層、三十歲層的女性為了知道安全期，很多人都測量基礎體溫，到了更年期時很多人認為沒有這種必要了，因此不再測量。但是到了更年期必須注意的不是避孕，而是必須瞭解自己的身體狀態，所以測量基礎體溫有幫助。

年輕時卵巢能夠正常發揮作用時，基礎體溫呈現二相性，低溫期持續二週、高溫期持續二週，體溫規律的出現變化。低溫期時出現雌激素（卵泡素），然後出現排卵，開始分泌黃體酮（黃體素），體溫上升。

到了高溫期也就是證明有排卵，像這樣出現清楚的體溫變化的人，表示卵巢還很年輕。

但是到了更年期，卵巢機能開始衰退，高溫期持續的時間可能只有一週或十天。這是因為黃體酮的量減少造成的，也就是證明荷爾蒙平衡已經失調。

當然，前往醫院檢查女性荷爾蒙的量，就可以正確知道是否已經進入更年期，如果自己測量基礎體溫就不需付檢查費用了。前往婦科進行檢查時，可將基礎體溫表一併帶去作為參考。

從青春期開始到進入更年期為止，也就是說五十歲之前，女性必須測量基礎體溫，習慣掌握自己的體調。

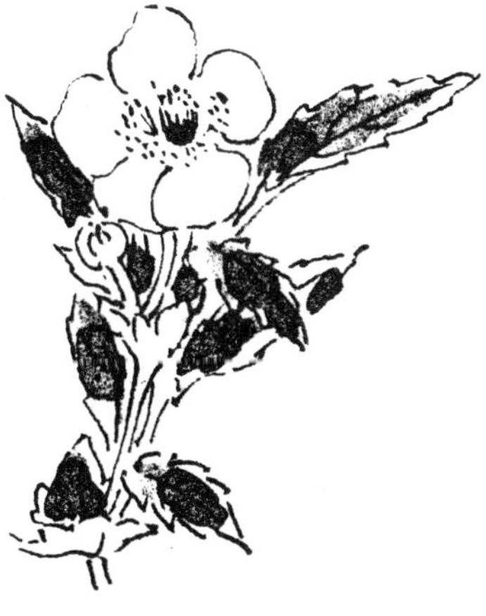

# 第3章❖❖❖更年期是心理不穩定的時期

【母子對談】

野末悅子／野末浩之（汐田綜合醫院・精神科）

## 精神科比婦科的門檻更高

**悅子**　看看患者，很多人認為婦科的門檻很高，但是我認為精神科的門檻更高。更年期的患者中，有些人光看婦科無法對應，因此才將她們介紹到精神科。

但是，這時我認為不要一開始就介紹患者前往精神科，應該在婦科先聽她們的敘述，然後對她們說：「可以嘗試一到二個月女性荷爾蒙療法，如果無法展現效果再接受精神科的諮商吧！」患者一開始可能不願意到精神科就診，醫生也必須顧及患者這種想法。首先必須緩和患者對於精神科的抵抗感。

**浩之** 以我的患者例而言，患者並沒有前往其他科別接受診治，而是自覺可能罹患更年期憂鬱，或是在朋友的建議下，自動前往精神科就診的人最近增加了。當我對她們說：「好像是更年期開始了。」她則說：「我也這麼想。」

**悅子** 是呀。與以前相比，對於精神科的偏見似乎減少很多。

我在十二年前最初出版『女性的更年期』這本更年期書籍時，有些患者看了這本書才來找我。因為和丈夫之間有一些問題，認為這是造成身體失調的最大原因。

因此，我對她說：「應該去精神科就診。」在我的建議下她對我說：「好，我會去。」

但是她的丈夫卻說：「不可以。不管到任何科看診都可以，就是不能看精神科。」強硬反對。還說：「妳女兒還沒出嫁呢，如果別人瞭解她的母親去看精神科，會變什麼情況呢？」（笑）結果這位妻子的病情越來越惡化。

**浩之**　我看這已經不是**母原病**，而是「夫原病」了。

**悅子**　最近建議患者前往精神科，患者不再像以前一樣產生拒絕反應了。前往婦科之前，事實上很多人都說：「已經前往精神科看診，拿藥服用了。」

**浩之**　但是，如果身體出現症狀時，還是應該先到內科或婦科接受檢查比較好。如果醫生說沒有異常時再到精神科。比較例外的情況是，具有一種非常想死的心情、完全沒有食慾、睡不著，這時可能是更年期開始時的**憂鬱病**。

這時就必須由精神科醫生趕緊介入才行，這時最好先接受精神科醫生診治。

## 利用女性荷爾蒙療法無法改善時就去看精神科

**悅子**　我在區分是否應該前往精神科就診，或是不需要前往精神科的患者時，會先參考使用女性荷爾蒙療法可以改善更年期障礙者，以及無法改善更年期障礙者的情況。開始服藥之後，在「更

**母原病**

由於母親過度保護或過度干涉等成為無言的訊息，造成小兒身心症發生時稱為母原病。

**憂鬱病**

病患毫無理由出現情緒低落、對任何事物都抱持悲觀的想法或產生強烈罪惡感、企圖自殺的一種心病。伴隨失眠、食慾不振、便秘等身體症狀。更年期女性會出現更年期憂鬱病，或是憂鬱成為一種身體症狀而出現的假面憂鬱病等。

年期診斷自我檢查表」中（參考九十五頁），如果臉發燙、容易流汗、腰部和手腳容易冰冷的身體症狀完全消失，下一次來的時候臉色很好，變成開朗，甚至有患者說：「從生理停止之後一直持續的症狀經過這麼多年終於好轉，總算可以好好睡覺了。」這些人就不需要去看精神科。

即使身體症狀消失，但是「自我檢查表」4以後，尤其5以後的症狀強烈，不容易熟睡、睡眠較淺、焦躁、憂鬱、容易疲倦、頭痛、頭暈、噁心、心悸等各種症狀無法改善的人，或即使改善又出現新的問題的人，更年期指數（參考九十五頁）沒有變化的人，我認為這些人利用女性荷爾蒙療法，加上精神科的診療更容易痊癒。

因此，我會建議她們前往精神科接受診治。身心是密不可分的，所以，我認為婦科和精神科兩科都看是最好的辦法。

**浩之**　尤其更年期患者，有時光靠女性荷爾蒙劑根本沒有用，最重要的是必須掌握症狀背後的原因。

所以不論內科或婦科醫生都必須瞭解這一點。不過與精神科不同的是，其他科就算聽患者再多的心理問題敘述，也無法為患者開立藥物，因此，屬於精神方面的專門問題，還是必須找精神科醫生。

**悅子** 能夠熱心傾聽患者敘述，具有良心的醫生就會擁有許多患者，工作非常疲倦喔！

**浩之** 就這點而言，精神科對每位患者所花的時間不同。我對於初診的人至少要花三十分鐘進行瞭解。

這麼做就能好好和他們交談溝通。從這個人的生平、家族構成，以及在什麼環境中成長、是否結婚、有沒有孩子、是否有婆婆、丈夫是否瞭解自己等，各種問題都必須進行瞭解。

症狀方面，到底是進入更年期才開始出現，還是從年輕時就有一些無法解決的煩惱一直存在，或是有沒有喝酒的問題等，全部都必須瞭解。至少要花三十分鐘，儘可能花四十到五十分鐘詢問。所以半天大約只能看四到五位患者。

## 更年期女性最常見的煩惱是夫妻問題

**悅子** 在你那裏什麼樣的患者最多呢？

**浩之** 我認為更年期女性的第一種煩惱就是與丈夫之間的問題。第二種是和自己的父母或婆媳的問題，第三種就是孩子或工作的問題。孩子升學或是不良行為等各種問題，在進入更年期之前大部分都解決了，因此和丈夫的問題才是最大的問題。

**悅子** 很多人是和丈夫之間有問題嗎？

**浩之** 每天都會面對，這就是所謂**空巢症候群**的患者。

以往必須照顧孩子，或是擁有必須照顧的父母，所以暫時撇開與丈夫之間的問題不談，等到孩子自立離家、父母過世之後，就只有剩下丈夫了。因此必須面對丈夫。

更年期女性荷爾蒙平衡失調，對於女性而言是非常大的壓力，加上面對一個無法好好交談的丈夫，心想「我接下來的三十、四十年應該如何和這個男人度過呢？」僅僅想到這個問題就覺得

**空巢症候群**

只把丈夫和孩子當成生存的意義，把家庭視為中心而建立「巢」的主婦，本身高齡時孩子離巢後只剩下「巢」，失去自己的生命意義，覺得心靈空虛。

很憂慮的人非常多。

**悅子** 的確很多。

**浩之** 最近在失眠症中看到的患者大都是更年期的患者。有一位患者，兒子因為遭遇交通意外事故而死亡，以此為關鍵，結果失眠。叫她不要過於勉強，讓她服用安眠藥持續進行治療，交談好幾次之後她對我說：

「醫生，關於孩子的問題我已經解決了。」

那麼，因什麼原因而失眠呢？看來是與丈夫的關係。當孩子還在時暫時不願意面對的與丈夫之間的關係，當孩子死亡之後全部浮上檯面，今後的人生不想和這個男人一起度過。

**悅子** 我的患者中也有很多這種人。

**浩之** 看起來真的有很多的不滿。

我經常問患者：「妳的丈夫是否會喝酒、打人、找女人呢？」患者回答：「全都不會。」我再問她：「那妳有什麼不滿呢？」患者回答：「他太無趣了。」（笑）

**悅子** 是啊！

**浩之** 對於喜歡的人，就像情人眼裏出西施一樣，再怎麼醜也覺得很美，但現在的價值觀已經不同了。對於對方的說話方式或生活習慣與自己不同時，就會嗤之以鼻。很多夫妻都不願意互相努力共度人生。

**悅子** 這時最好埋首於其他事物，暫時不要看到丈夫比較好。

**浩之** 但是仔細詢問之下，發現和丈夫之間真的無法輕鬆交談，無法引出丈夫興趣的人很多。所以雙方都有責任。埋首於工作中的丈夫和不願意見到丈夫的妻子都有責任。

關於這個問題，有時女性更年期和丈夫退休的時期重疊出現。並不是以往沒有問題，到了更年期突然出現問題，而是以往暫時視若無睹而已。為了保持家庭和諧，或是為了獲得生活費，即使有一些不滿也只好睜一隻眼閉一隻眼，有各種不同的理由。因此，以往對於自己毫不掩飾、率直生活的人，相信一定可以好好度過更年期。

**抗憂鬱劑**

刺激腦神經，使得腎上腺素、血清素等使神經功能旺盛的物質量增加，具有使精神活動旺盛的作用。服用後情緒高漲，消除不安感及氣力減退等。副作用則是口渴、起立性昏眩、便秘、眼睛模糊等。

**悅子**　是啊！好像被糯米紙包著欺騙自己的人，這時就會有一大堆不滿了。

## 當成對症療法使用的藥物

**浩之**　因此，我們精神科醫生最重要的責任，就是一定要整理患者面臨的問題。必須讓患者自己察覺問題的核心，才能繼續進行治療。

**悅子**　患者中如果有些人的答案已經找出來時，就可以藉著交談自行確認了。

**浩之**　的確如此。因此好好和她們交談，讓她們自己判斷。此外還可以配合症狀使用藥物，進行對症療法。

**悅子**　實際上使用何種藥物呢？

**浩之**　我所使用的藥物有四種。對於情況最差的人使用**抗憂鬱劑**。更年期原本就是容易罹患憂鬱病的人發病的顛峰期。因此，不可以將它當成更年期障礙的附屬症狀。明顯罹患憂鬱病，真的想

**鎮定劑** 抑制中樞神經或自律神經的作用，去除興奮、幻覺、妄想、不安、緊張等的藥物。鎮定劑主要包括用來治療精神分裂病的強力鎮定劑，以及用來消除因為神經症（神經衰弱）引起的不安或失眠的緩和性鎮定劑。更年期女性主要使用後者。

死的人，首先必須讓她們服用抗憂鬱劑好好休息。

另外三種藥物則是安眠藥和輕微的**鎮定劑**，還有漢方藥等。失眠或是些許的緊張、焦躁等可以藉著安眠藥和鎮靜劑而好轉，漢方藥對於這些症狀也非常有效。

三種藥物的分別使用法，如果只是為了改善失眠，則使用安眠藥。鎮靜劑對於不安或焦躁症狀的緩和具有速效性，這些症狀非常強烈無法忍受的人就可以使用鎮靜劑。不過一般是安眠藥和鎮靜劑併用。

對於真的不想服用精神科藥物的人，我會對她們說：「那麼就服用漢方藥好了。」就能使她們感到安心。有些人服用鎮靜劑之後會出現強烈的嗜睡等副作用，因此，比較適合漢方藥。所以最近以漢方藥為主。

**悅子** 很多人擔心持續服用安眠藥到底好不好，甚至比使用女性荷爾蒙劑更擔心呢！

**浩之** 如果是精神科醫生開的安眠藥處方，不會出現依賴性。對於有危險的人會提出警告，絕對不會開具有副作用的藥物。減少藥物時也會巧妙的更換其他藥物，慢慢減少，避免出現焦躁等現象。因此，可以安心服用精神科醫生開的藥物。

出現副作用時一定要立刻找醫生商量，不可以立刻停止服藥。一般而言，更年期一旦出現精神症狀時，去看精神科醫生的時期最多也不過一年而已。較短的大約三個月就能痊癒，所以不必擔心藥物問題。

**悅子**　三個月到一年內一定會好轉嘍！

**浩之**　是的。但是，醫生可以為患者去除睡不著或憂鬱等症狀，不過，患者必須自己找出如何迎向自己人生第二幕的答案。即使精神科也沒有這方面的特效藥。先前敘述過的兒子因為交通意外事故死亡的患者，最後重新找到的生存意義就是登山。

**悅子**　登山或跳社交舞、游泳等是最近中年女性間非常流行的運動。和向所有事物挑戰的現代年輕女性不同，更年期以上的女性生長在貧窮的時代，只知道努力活著，無法享受生活的樂趣。因此，能夠埋首於以往從來沒有經驗過的快樂事情，就能找到生存的意義。

但是，如果和丈夫之間的關係冷淡之後，因為年老的生活緊接著即將到來，所以在形式上最好不要離婚。應該將眼光擺在其他地方，兩人過著妥協的生活。

**浩之** 的確如此，因為更年期伴隨的問題而離婚的人比較少。但事實上，最好在四十五歲之前就和丈夫修復關係、取得溝通，否則接下來的日子很難度過。

**悅子** 我想應該從更年輕時開始比較好。

**浩之** 不，我必須把範圍拉大一點。否則已經來不及的人不是很失望嗎？（笑）

# 第4章 從更年期開始增加的疾病

## 更年期時高血壓和動脈硬化容易增加

到了更年期時女性荷爾蒙銳減，因此，大部分的人都會出現各種不定愁訴煩惱，相信各位已經瞭解這一點了。此外大家還必須注意的是，當這些症狀出現時，不要自行判斷認為全都是更年期造成的。

更年期出現的不定愁訴不見得全部都是更年期障礙。從這個時候開始也是**高血壓**和**動脈硬化**等成人病增加的時期。

血壓隨著年齡增加而上升，以往血壓正常的人，迎向更年期

**高血壓**

最低血壓為九十五（mmHg）以上，最高血壓一六〇以上，稱為高血壓。此外，最低血壓為九十～九四，最高血壓一四〇～一五九時，稱為境界域高血壓。

**動脈硬化**

高齡後失去彈性的動脈血管壁有脂肪沈著，進行時容易形成血栓。最初沒有特別的自覺症狀，當

全身血液循環出現障礙時會引起狹心症、心肌梗塞、腦溢血、腦血栓等。原因是肥胖或吸煙、動物性脂肪或蛋白質攝取過多。

**心肌梗塞**

將血液送達心臟的冠狀動脈阻塞，停止供應氧或營養，這個部分的心肌變性、壞死的疾病。胸的中央部突然產生強烈的絞緊痛，或是好像被椎子刺入似的刺痛感。與狹心症的疼痛相比，持續時間較長為其特徵。重症時會引起休克、意識昏迷，因此必須儘早處理。大都是冠狀動脈的動脈硬化造成的，偶爾也因為塞栓冠狀動脈阻塞而引起。

時血壓開始上升。同時這個時期由於女性荷爾蒙平衡失調，自律神經功能不穩定，所以更容易罹患高血壓症狀。

動脈硬化也是同樣的。降低血清ＬＤＬ（壞膽固醇）的女性荷爾蒙分泌減少，因此血中的總膽固醇增加。雌激素具有使血清ＨＤＬ（好膽固醇）增加的作用，但是一旦減少時，血管中容易積存膽固醇，使得血管變細，容易引起高血壓、**心肌梗塞**、**腦梗塞**等疾病。

高血壓或動脈硬化的症狀和更年期障礙非常類似，雖然出現疾病的訊息，但是不要認為「一定是更年期作祟」，可能會造成致命的危機。如果出現令人擔心的不定愁訴時，一定要前往婦科或內科等專門科接受診斷。經過檢查後醫生說沒有問題時，就可以考慮是更年期的症狀。

## 透過檢查瞭解是否隱藏大疾病

例如以下的例子。我所認識的一位四十九歲女性，某次看到她時她對我說：「醫生，我最近感覺呼吸困難的情況非常嚴重，光是爬坡就覺得心臟好像快跳出來似的非常痛苦，身體非常倦怠，這一定是更年期的問題吧！」

我回答：「的確，以年齡而言應該是更年期，但是有可能隱藏其他嚴重的疾病，因此一定要到醫院檢查。」

但是離開她二天後，她因為呼吸困難而住院，經過檢查發現罹患**肺癌**，不到二週的時間就死亡了。這是在非常短暫的時間內發生的事情。

此外，我的患者中也有人發現**腦腫瘤**。這位患者接受女性荷爾蒙療法，各種症狀都消失了，只有頭痛的問題無法解決。因此進行腦部CT電腦斷層掃描，發現腦部有腫瘤。頑固的頭痛原因就在於此。這位患者進行手術後撿回一命。

像這些被視為更年期不定愁訴的各種症狀，事實上可能隱藏可怕的疾病。因此，平時就必須定期接受健康診斷，出現任何症狀時，一定要接受仔細的檢查。

**腦梗塞**

腦動脈阻塞無法供給血液，因此腦的一部分缺氧而壞死、功能減退的疾病。過去稱為腦軟化症。因動脈硬化而血管阻塞就會形成腦血栓。因為心臟病而附著於心臟瓣的血栓進入腦血管時，血管阻塞就會引起腦梗塞。包括顏面在內，左邊或右邊會出現半身不遂、說話不清楚，慢慢出現意識障礙。

**肺癌**

近年急速增加，現在占國內男性死因第一位的疾病。分為肺門癌與肺野癌兩種。經由X光很難發現肺門癌，大都是因咳嗽、痰、血痰、胸痛等自覺症狀而發現。肺野癌則即使進行到相當嚴重地步，也沒有自覺症狀，大都由接受X光檢查發現。我國肺野癌患者有增加的趨勢，與吸煙的關係密切。一天吸四十根香煙以上的人，死亡率為非吸煙者的五倍。

**腦腫瘤**

除了腦以外，腦膜、腦血管、腦下垂體、腦神經等，由顱骨圍繞的內側發生的腫瘤，稱為腦腫瘤。包括不會急速增殖或轉移，能夠完全摘除的良性腫瘤，以及會急速增殖、轉移到腦其他部分，即使摘除也會復發的惡性腫瘤。比率方面良性腫瘤較多。症狀包括頭痛、嘔吐、痙攣發作等，還有運動麻痺、知覺麻痺、言語障礙、視力障礙等。

## 沒有自覺症狀、不斷進行的骨質疏鬆症

更年期女性經常出現的疾病、近年來備受矚目的，就是骨質疏鬆症。

這種疾病以更年期後的女性較常出現，四十歲左右開始慢慢增加，五十、六十歲時隨著年齡增長會慢慢增加。六十歲層的女性中百分之四十的人會發症。女性荷爾蒙的雌激素具有強健骨骼的作用，一旦減少時這種疾病當然也會增加。

過去我在五十歲時曾經前往大學醫院測量骨量。結果醫生診斷我罹患骨質疏鬆症。才五十幾歲，結果聽說骨量卻好像七十歲層的人一樣，使我受到打擊。

我在更年期時，其他症狀都沒什麼問題，但是覺得身體各處非常疼痛，就是因為骨質疏鬆的緣故，到這時我才察覺這一點。後來努力攝取鈣質，儘可能多走路活動身體，不過幾年來還是有三次骨折經驗。看來不僅是因為骨質疏鬆，我自己粗心大意也是

原因之一……。

因此，隨著女性荷爾蒙分泌減少，使得女性的骨骼逐漸疏鬆。稍微跌倒可能就會輕易造成手或腳骨骨折。但是，不見得每個人的骨質疏鬆症都以骨折的方式出現。

七十歲層以後的高齡者中，有些身高萎縮、駝背、彎腰。本人認為年紀大了因此背部萎縮，但事實上，這是典型的骨質疏鬆症症狀。

雖然沒有疼痛等自覺症狀，但是背骨脆弱，一旦被擠壓就導致駝背。

## ●骨折、臥病在床最後導致痴呆

我們已經大致瞭解年紀大時容易骨折的部位，也就是手腕、背骨及大腿根部。五十歲層、六十歲層跌倒時，手骨容易骨折的人最多，可能因為手反射性往前伸出的緣故吧。

但七十歲層之後，在手伸出前就已經跌倒，因此，足骨也就是大腿根部的**股骨頸部**骨折的人較多。所以，如果跌倒時只是手

**股骨頸部**

股骨是指從膝到大腿根部為止的骨，在大腿根部的部分稱為股骨頸部。骨質疏鬆症患者跌倒時容易骨折的部分之一，就是股骨頸部。這兒一旦骨折時會造成步行困難，有時可能就這樣臥病在床。

骨骨折表示妳還年輕。

如果足骨骨折時情況就嚴重了，年輕人骨折時幾個月就能恢復原狀。但老年人的情形就不是如此了，以往能像正常人般走路的人需要拄著拐杖，如果是相當高齡的人，可能臥病在床，最後變成痴呆。

所以，年長之後想要過自己的生活，一定要先強健骨骼。

## ●趁現在就要「儲存」骨骼

隨著年齡增長背骨被擠壓，容易駝背，這時再怎麼努力都無法恢復原狀。

為了避免到了六十歲層、七十歲層容易罹患骨質疏鬆症，趁現在就要開始準備。年輕時就要好好「儲存」骨骼。年輕時**骨量**較多的人，即使年紀大骨量也不會減少。

骨量最多時是三十歲層，到了四十歲層時開始逐漸減少，進入更年期後最好測量自己的骨量。

尤其年輕時過度減肥的人，容易造成骨骼脆弱，一定要多注

**骨量**

骨是由活的細胞以及圍繞細胞的無機質硬組織所構成。重量的二分之一是鈣和磷等無機質，四分之一為骨的中心，由蛋白質所構成的膠原纖維，剩下的就是水。因此攝取鈣質才能增加骨量。

年齡增長導致的骨量變化

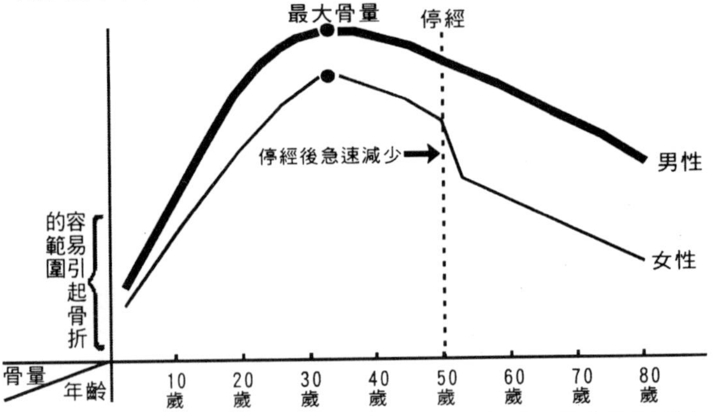


根據滕田拓男著『骨質疏鬆症』

意。如果骨量太低時，儘早謀求對策以恢復骨量。

想要增加骨量，一定要好好攝取鈣質並且多運動，這兩者非常有效。能夠有效攝取鈣質的食品就是牛乳，一天喝四百mℓ牛乳，就能滿足鈣質的必要量。一天至少要喝二百mℓ牛乳。

討厭喝牛乳的人，可以攝取優格或乳酪等乳製品。

擔心肥胖或膽固醇的人，可以使用脫脂奶，就能抑制脂肪，同時可獲得比牛乳更多的鈣質。混入咖哩飯、漢堡中，或是和水果一起做成果汁，巧妙納入料理中，花點功夫試試看。

包括小魚在內，如七十五頁圖所示，鈣質含量較多的食品要經常納入每天的飲食中。同時攝取幫助吸收鈣質的**維他命D**很重要。

**維他命D**

脂溶性維他命，在小腸促進鈣與磷的吸收，此外會讓骨骼中的鈣質移動到血液中，具有保持血液中鈣穩定的作用。一旦缺乏時會引起骨骼或牙齒發育不全。肝油、肝臟、蛋黃、鰻魚、牛乳中含量較多。

鈣質含量較多的食品

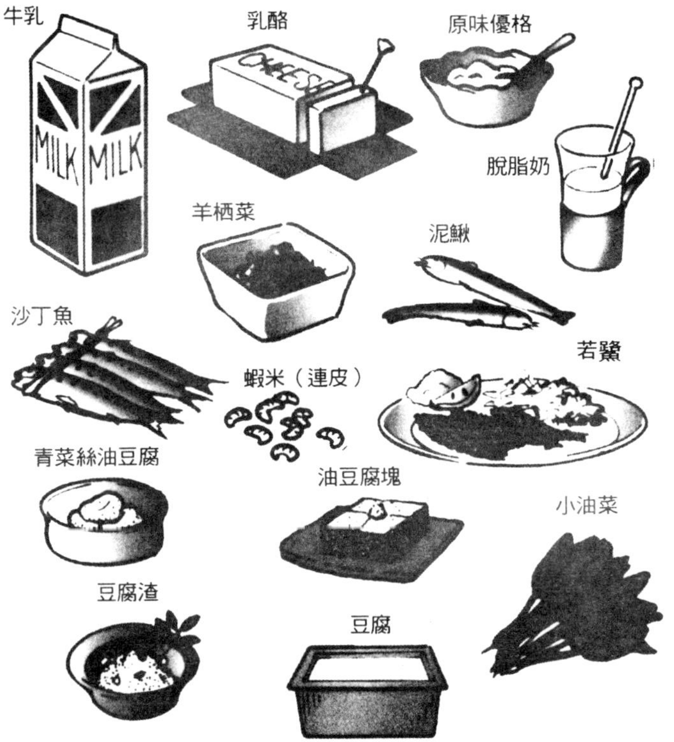

牛乳
MILK
MILK
乳酪
CHEESE
原味優格
脫脂奶
羊栖菜
泥鰍
沙丁魚
若鷺
蝦米（連皮）
青菜絲油豆腐
油豆腐塊
小油菜
豆腐渣
豆腐

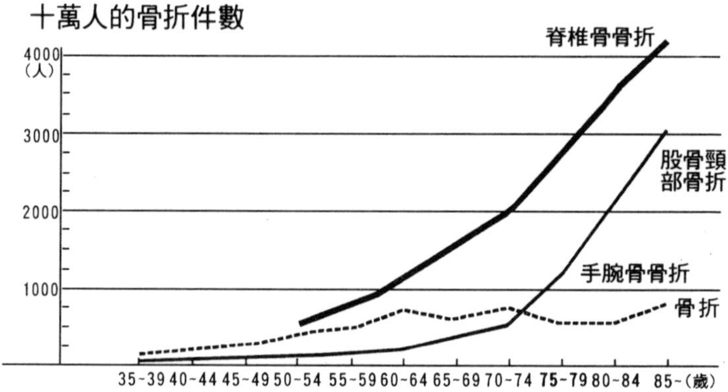


Rigge et al, New Engl J Med, 314:1676-1686, 1986.

## ●多曬太陽，運動也很重要

除了食物之外，最重要的是適度照射紫外線以及運動。照射紫外線可生成幫助鈣質吸收的維他命D，天氣好到戶外散散步或是整理庭園，適度曬太陽。

運動方面最好打網球、慢跑、打籃球、高爾夫球等。完全與運動無緣的人，開始做運動時可能覺得很勉強，這些人可以爬樓梯或是將被子放到上面的衣櫃裏再拿下來，或是擦桌椅、打掃等。在日常生活中經常活動身體也有效。

此外，如果想要稍微流汗時可以散步。

我最近每天早上出門時會帶著計步器，儘量多走路。通勤方式為開車或是只在醫院中走路，因此，想達成一萬步是很困難的。但如果因為工作或是出外演講時，步行超過一萬步的日子，讓我產生一種充實感。希望大家立刻從可以做的事情開始進行。

如果骨量減少情況不是非常嚴重的話，藉著這些努力就能恢復骨量，但如果更嚴重的話，光靠飲食、運動無法恢復，就要使用女性荷爾蒙補充療法。

## 貧血後才發現子宮肌瘤

此外從三十～四十歲層，也就是說從性成熟期到更年期前半期的女性較常見的症狀就是**貧血**。女性原本就容易貧血，到了壯年期這個年代則顯著增加。

原因大都是因為**子宮肌瘤**。成人女性五人中就有一人罹患子宮肌瘤，是非常普遍的疾病。我經常進行子宮癌檢診，有些團體中五人中就有三人罹患子宮肌瘤，由此可知，子宮肌瘤的罹患率真的很高。

定期接受子宮癌檢診的人就沒有問題。沒有定期接受的人即使子宮肌瘤成長到非常大的地步，可能自己都沒察覺。

**貧血**

血紅蛋白（血紅素）的正常值。血液一dℓ中，男性為十四～十八g，女性為十二～十六g。如果男性在十四g以下，女性在十二g以下則是貧血。尤其十g以下時需接受醫師治療。紅血球的數值，血液一mℓ中男性為四五〇萬～五五〇萬，女性為四〇〇萬～四五〇萬為正常，如果男性在四〇〇萬以下，女性在三五〇萬以下就是貧血。貧血頻度最高的就是因為體內缺鐵而造成的缺鐵性貧血。

**子宮肌瘤**

構成子宮壁肌層的平滑肌增殖形成瘤狀，大都形成於子宮體部。依增殖方向不同，有的在子宮肌肉層增大，有的突出到子宮內腔，或是突出到子宮外側，從腹部上方就可以觸摸到。出現頻度最多的症狀是過多月經，其次是下腹部痛和腹痛，沒有自覺症狀的例子也不少。據說與雌激素有關，不過真正原因不明。

像我醫院的例子，到目前為止動手術切除的最大肌瘤，一顆就重達一八〇〇g，這個肌瘤甚至已經飛出到子宮外側。有位患者罹患整個子宮增大型肌瘤，甚至重達八八〇〇g，比嬰兒更大。而這個人雖然知道有子宮肌瘤，但一直拖延不動手術，結果肌瘤長成這麼大。

所以，很多人都可能有這麼大的肌瘤。

不見得所有子宮肌瘤都要動手術，小的肌瘤可以不管它。此外就算是肌瘤很大，如果是飛出到子宮外側型，對於月經不會造成影響，可以觀察情況。但如果是飛到子宮內側型，則會引起嚴重貧血，必須儘早進行手術切除。

三十歲層、四十歲層的女性貧血，來自子宮肌瘤的貧血非常多。一旦貧血，不僅臉色不好，連指甲和心臟也會受影響。指甲是由蛋白質構成的，但貧血嚴重時，由於營養不良而變得脆弱，甚至稍微碰撞時都會破裂，或是指甲中央陷凹如湯匙一樣。出現這些徵兆時就可能是貧血了。

## ●即使切除子宮，但留下卵巢仍會分泌女性荷爾蒙

此外，貧血會造成心臟的負擔。過去有一位四十六歲女性，呼吸困難症狀嚴重到無法爬樓梯，前往我的醫院循環科住院。檢查結果是因為強度貧血的原因造成心臟肥大。

**血紅蛋白**一 *dℓ* 中只有二g，為健康女性六分之一的數值，因此當然呼吸困難。輸血之後血紅蛋白超過十g，但一次月經後立刻又下降為六g。

循環科的主治醫生認為這可能是婦科的疾病，因此，請婦科為她診治。結果發現是子宮肌瘤造成的貧血。趕緊動手術，原本肥大的心臟僅僅十二天就恢復原先的大小。因為子宮肌瘤造成的貧血有可能引起心臟肥大，因此，若因為子宮肌瘤引起嚴重貧血時，還是要進行手術。

手術法一般是切除子宮，但有人擔心拿掉子宮更年期會突然來臨，變得像老太婆一樣。但事實上不會造成這種結果，只要分泌女性荷爾蒙的卵巢還殘留，二邊或一邊的卵巢殘留時，就能充

**血紅蛋白（血色素）**

紅血球中所含的血色素，在體內具有運送氧的重要作用。是由血紅素這種鐵和珠蛋白這種蛋白集合而成的。血紅素鐵與氧結合運送到全身，然後用二氧化碳取代氧運出二氧化碳。因此血紅蛋白減少時就會造成缺氧。正常值血液一 *dℓ* 中，男性為十四～十八g，女性為十二～十六g。

分製造女性荷爾蒙。

此外，切除子宮時雖然也必須一併切除陰道上端，但對陰道長度沒有影響，對性生活不會造成阻礙，所以，不要執著於想要留下子宮，必要時應該下定決心切除子宮。

當然，還想生孩子的二十歲層、三十歲層或四十五歲層之前的女性，想要留下子宮時，可進行只切除子宮肌瘤的手術（**子宮肌瘤切除術**）。

## 最近增加的子宮內膜症

到了更年期較常見的疾病就是子宮內膜症。這個疾病是子宮內膜侵入原來場所以外的子宮肌層內或是卵巢、腹膜、腸壁、外陰部等而發育。子宮內膜受到女性荷爾蒙影響，因此每次月經週期時就會反覆增殖或出血，子宮內膜症患者則在其他場所增殖、出血。

這個疾病持續進行時，每月的經期在子宮以外的部位流出的

### 子宮肌瘤切除術

子宮肌瘤手術包括切除整個子宮的手術（子宮全部切除術），還有只去除子宮肌瘤的手術，稱為子宮肌瘤切除術。未婚的人或是已婚還希望有孩子的人，或是不願意拿掉子宮的人，可以進行這個手術。但肌瘤數目太多或是依形成部位不同，有時無法進行這個手術。而且子宮肌瘤也有復發的可能性。

血液如果沒有出口時，就會積存在腹部，具有如漿糊般的作用，會使卵巢或輸卵管黏連。

主要症狀包括下腹部痛、嚴重經痛、性交痛等，疾病原因不明，治療時採用荷爾蒙療法，暫時造成與停經期同樣狀態的方法或手術。

最近二十歲層、三十歲層的年輕女性罹患子宮內膜症者也增加了，成為不孕症的原因。

過去比較少，最近增加的原因，據說是因為生產年齡延後及生下孩子數較少的緣故。過去的女性生產七、八個孩子。懷孕一胎的期間，約十個月都不會出現月經，即使罹患子宮內膜症，在這段期間也能夠遏止其進行。

生產後用母乳餵哺嬰兒，因此出現**授乳性無月經**，也就是說這段期間內月經也不會來。

過去的女性非常優閒，因此，讓孩子吃母乳直到二～三歲為止。產下一個孩子後可能二、三年都無月經，持續生七、八個孩

**授乳性無月經**

促進母乳分泌的女性荷爾蒙催乳激素具有抑制排卵的作用，因此授乳期間內不容易引起月經，稱為授乳性無月經。

子當然無月經的期間也會延長，即使有子宮內膜症也無暇進行，因此，過去女性罹患子宮內膜症較少。

但現代女性結婚年齡較晚，而且大都不會生太多孩子，等到高齡後才生孩子的人也很多。

也就是說，為了生下一代而使用的女性器的作用，反覆太多的月經狀態，因此，使得子宮內膜症進行。

進入更年期以後，如果停經時子宮內膜症就會自然消失，但還很年輕、想生孩子的人，在輕度時可以藉著荷爾蒙療法停止月經、停止子宮內膜症，但停止荷爾蒙療法之後又會復發，最好的方法就是利用還不會罹患子宮內膜症的年輕時生孩子。

身為母親者請妳一定要教導女兒這一點。

## 自行檢查可早期發現乳癌

子宮肌瘤或子宮內膜症會造成本人的痛苦，但不會失去生命。但進入更年期之後，如果走錯一步就可能危及生命的可怕疾病增加了，那就是癌症。

目前日本女性罹患的癌症，第一位是胃癌，第二位是肺癌。而男性在一九九三年之後順位改變了，現在以罹患肺癌者最多。但不論男女罹患胃癌、肺癌的機率最高是事實。

關於這一點各位在其他書籍中可以得到這些知識，在此，只為各位探討女性特有的癌。

女性癌症現在增加最多的就是乳癌，以四十歲層增加最多。事實上，我自己就曾經動過乳癌手術，是在四十五歲時。

乳癌在國內以四十歲層迎向更年期、荷爾蒙平衡開始失調時最容易出現。

乳癌與飲食有密切的關係。據說荷蘭、丹麥、英國、紐西蘭、加拿大和美國等因為肉食而脂肪攝取量較多的國家，乳癌罹患者也較多。而東方人較少。

日本也有比較多或比較少的地方，例如，都市部屬於乳癌較多的地區，因為攝取大量肉類，脂肪攝取量較多。像我自己就喜

## 乳癌自行檢診法

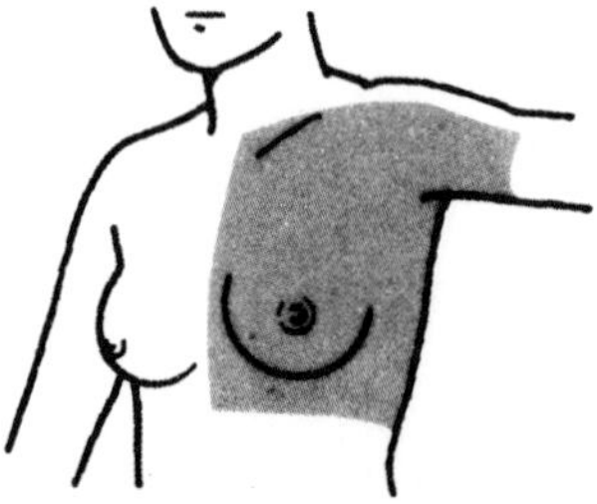

①檢查範圍包括，上方從鎖骨上、內側則是通過胸骨中心線，外側則是到腋下為止。不光對於乳房膨脹部，連周邊也要仔細進行。相反方向也要以同樣的方式進行。首先站在鏡子前，看看乳房大小、形狀、輪廓等是否具有左右差，是否出現陷凹，還有乳頭是否出現陷凹、下垂等現象。其次，將雙臂往上伸，以同樣的方式觀察。

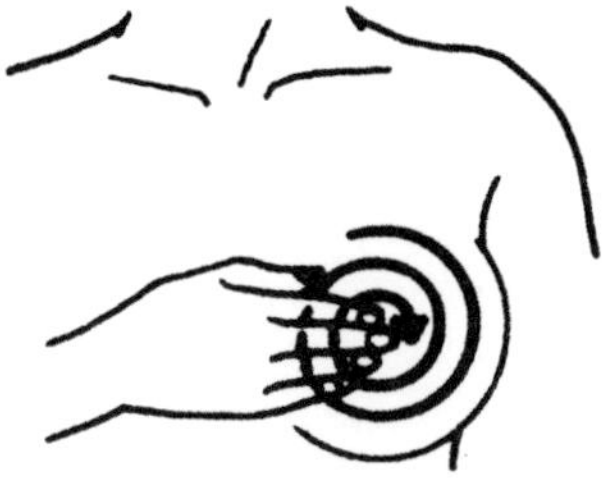

②用指腹好像畫小圓似的一邊撫摸一邊檢查，不可以捏。

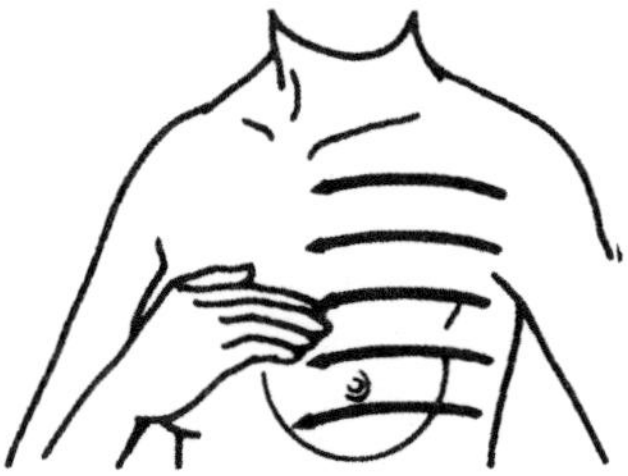

③用指腹輕輕用力，與肋骨平行，由外側朝內側移動。

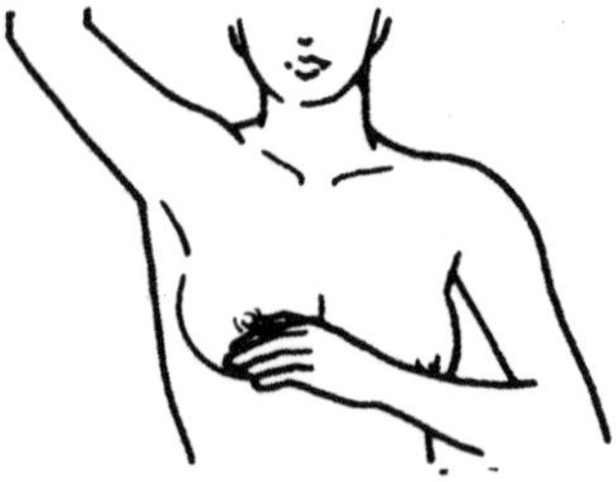

④抬起要觸摸側的手臂，利用②與③的方法，站著、坐著分別進行檢查。

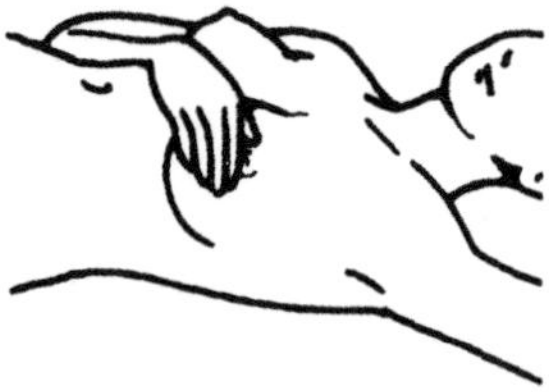

⑤仰躺。將要觸摸側的乳房側的手擺在頭下，伸展腋下的狀態，利用②與③的方法檢查。

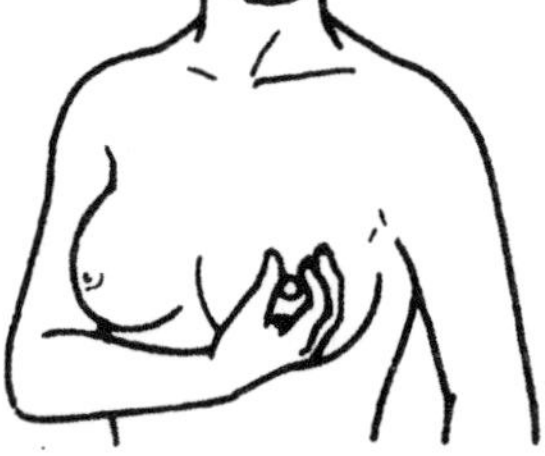

⑥最後輕捏乳頭，看看是否出現分泌物。出現血性分泌物時就必須注意。

歡吃肉，我想這的確是原因之一。

相反的，在日本因為乳癌造成死亡數較少的則是四國。周圍都是海洋圍繞的四國民眾經常吃魚，而且藉著豐富的柑桔類攝取維他命，因此乳癌較少。希望大家一定要學習這種飲食。

除了飲食之外，還有容易罹患乳癌的危險因子，就是肥胖者、吸煙者、沒有生產經驗者、過了四十歲的女性，還有高齡初產婦、母親或姊妹罹患乳癌的人。

還有像我有乳癌經驗的人，殘存的另一邊乳房也有罹患乳癌的可能性，因此必須注意。

國內乳癌的顛峰期是在四十歲層，不過並沒有年齡限制，不見得過了這段時間就能安心。

此外，雖然頻度較低，但二十歲層或八十歲層也可能罹患乳癌，所以一定要好好自行檢查。

乳癌患者十中人有九人都是自己發現乳房，或其周圍有硬塊而發現乳癌。所以自行檢查非常重要，月經完全結束後（月經結

**感應墊**

用特殊的聚乙烯墊二片接合在一起，將空氣和液狀硅封入其中的圓形墊，貼在乳房上由上方好像滑行手指似的進行觸診，表、裡二片聚乙烯互相滑動，因此手指的滑動順暢，即使小的硬塊也能放大，將感覺傳達到指尖。

**子宮頸癌**

子宮入口形成的癌。三十～四十歲層到達顛峰期，年輕者和高齡者也會出現。初期時沒有明顯症狀，但進行時就會出現不正常出血，或性交時的接觸出血。依進行程度不同，分為0期、Ⅰ～Ⅳ期五個階段，在0期或Ⅰa期發現的話，利用手術就能完全治癒。

束後大概一週後），或是停經的人可以決定在自己的生日等日子，參考八十四頁的圖每個月檢查乳房。洗澡時塗抹沐浴乳或肥皂後，從乳房到腋下，張開手掌好像滑過似的觸摸，不可以捏。

此外也可以利用市售的**感應墊**，可以代替肥皂將其抵住乳房而檢查。總之，如果能自行檢查，一定能早期發現乳癌。

## 最近子宮體癌有取代子宮頸癌逐漸增加的趨勢

其次，另一種女性癌症就是子宮癌。子宮癌包括**子宮頸癌**與**子宮體癌**。過去子宮體癌比較少，但在很久以前子宮頸癌已經逐漸減少，取而代之的則是子宮體癌增加了。

子宮頸癌以年輕人較常見，生很多孩子的人、性行為較早開始的人、罹患性行為感染症的人或吸煙的人等容易得子宮頸癌。

最近增加的子宮體癌，則是停經前女性容易罹患的癌。在五十～六十歲層時正好面臨停經期，雌激素雖然分泌一些，但黃體酮不再出現，女性荷爾蒙平衡失調時最容易發生。

未婚、沒有生產經驗、懷孕次數較少的人、高齡初產婦等，容易得子宮體癌。

從體質來看，肥胖、糖尿病、高血壓者的危險性比較高。現代女性有少產傾向，先前敘述的成人病也增加了，所以子宮體癌增加也是無可厚非之事。

因此，一定要定期接受子宮癌檢診，以期及早發現，早期治療。

## 卵巢癌很難早期發現

最近增加的女性癌就是**卵巢癌**，這也是從兒童到老年人都可能罹患的癌症沒有任何年齡限制。

不過，隨著年齡增長容易增加，在四十~五十歲層的停經期迎向顛峰，也就是說與子宮體癌在同一時期容易出現。

容易罹患卵巢癌的，是從事專門技術職和管理職等擁有工作的人，或是母親或姊妹得過卵巢癌的人、未婚、吸煙、肉食較多

**子宮體癌**

在子宮體部的子宮內膜發生的癌。受女性荷爾蒙分泌狀態的影響而發生。自覺症狀包括不正常出血和血性分泌物。檢查法是用吸引管或好像刷子似的器具，採取子宮體部的內膜細胞進行調查。採取過程需要花點時間，有時會感覺疼痛。過去國內女性罹患者較少，不過最近有增加的傾向。

**卵巢癌**

卵巢是子宮兩側左右一對如核桃般大的臟器。發生在這兒的卵巢癌初期沒有自覺症狀，等到發現時可能已經太遲了。萎縮的卵巢變硬、變大而腫脹，等到自己察覺時，可能已經進行到相當嚴重的地步。想要早期發現，至少每半年要接受一次婦科檢診。

的人、月經不順、荷爾蒙平衡失調的人，還有和子宮頸癌同樣的肥胖、高血壓、糖尿病的人等。

事實上，卵巢癌是婦科最可怕的疾病。為什麼呢？因為它很難發現。子宮頸癌或子宮體癌經由檢診就可以發現，但卵巢癌檢診目前還沒有確立，當然超音波檢查、CT電腦斷層掃描或MRI畫像診斷等或腫瘤標記等可供參考，但還是無法早期發現，等到發現時通常已經惡化了。

但目前已經瞭解的就是，吸煙者較容易罹患卵巢癌，大家都知道煙是肺癌的原因，但因為吸煙而增加的疾病不僅肺癌而已，吸煙的人比起不吸煙的人而言，子宮頸癌罹患率多三倍，卵巢癌則多五倍。

製造卵子的卵巢是接受來自主動脈直接大量的血液，得到豐富營養的臟器，因此我們體內吸收的東西，不論是營養或是毒害都會到達卵巢。煙中的尼古丁或是其他致癌促進物質也不例外。

尤其是很難早期發現的卵巢癌，很容易受到煙的影響，因此最好戒煙。

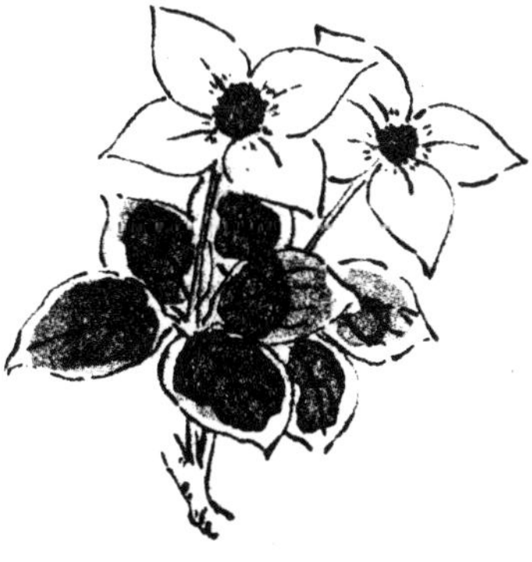

# 第5章 治療更年期障礙、不定愁訴的方法

## 首先要擁有更年期知識

想要健康度過更年期的第一條件，就是大家對於自己的更年期應該擁有正確的知識。但，事實上也許很難辦到，即使出現各種不定愁訴，很少人瞭解到「這可能是更年期吧」！

最近在書籍以及電視上經常報導更年期的問題，許多人也從中學習很多知識，認為可能是更年期，因此到婦科就診，但像這樣的人畢竟占少數。

大部分的人都沒有察覺自己的症狀是因為更年期引起的，因

此最初會到內科或整形外科去，或是去看腦外科、耳鼻喉科、眼科、心療內科等各科。

根據我所取得的問卷資料，發現症狀痛苦接受治療的人三十歲層為百分之十七，四十歲層為百分之三十二，五十歲層為百分之四十五，到了五十歲層時半數的人會到醫院接受診治。但不知什麼原因大家都不是前往婦科。

「生產時會接受婦科的照顧，生產結束之後婦科已經沒用了。」有些人會這麼說，婦科的門檻真的這麼高嗎？

## 出現疑似更年期障礙就要到婦科接受診治

身體非常疲勞，擔心有什麼不對勁而到內科接受檢查，醫生卻說無異常。這時開始出現慢性頭痛，然後去看腦外科；身體各處疼痛而去看整形外科；情緒低落去看精神科。看了各科之後還是找不出明顯的原因。

結果醫生說：「可能是更年期障礙，妳到婦科去看看好了。

**高脂血症**
總膽固醇、中性脂肪、β脂蛋白等血中脂質異常增多的狀態，會成為高血壓、狹心症、心肌梗塞、腦血栓等的引發關鍵。

」最後才到婦科來的患者非常多。

不能光責怪患者本身的知識不足，醫生也有責任。也就是說無法充分瞭解更年期實態的醫生也很多。因此，對於患者述說的症狀，即使原因是因為女性荷爾蒙缺乏造成的，但各科卻認為是自己這一科的問題。

例如，**高脂血症**的患者到內科去，如果熟悉更年期的醫生就年齡觀察，就可以考慮應該是缺乏女性荷爾蒙而導致膽固醇值上升，應該建議患者到婦科，但很多醫生沒有考慮這一點，而只給患者降膽固醇的藥物。

身體各處疼痛而到整形外科的患者也是同樣的情況。因為女性荷爾蒙不足而骨質疏鬆、關節疼痛，但整形外科醫生只會藉著注射或藥物緩和疼痛。

這些藥物的確能夠稍微改善症狀，但就患者而言看過各科之後，拿了降血壓、高脂血症、骨質疏鬆症（參考七十一頁）、鎮定劑等藥物，必須服用好幾種藥物，其中甚至有人每天必須服用十種以上藥物。

事實上並不需要這麼做，只要到婦科接受女性荷爾蒙療法，減少藥量，就能減輕這些症狀。

## ●擁有婦科家庭醫生

我期待大家具備更年期知識，增加一些將感到懷疑的患者介紹到婦科就診的醫生。但遺憾的是，目前這類醫生畢竟占少數。

該怎麼做才好呢？我想患者自己必須變得更聰明才行。對於更年期要多方面瞭解，如果發現自己身上出現前述症狀，就必須懷疑可能是更年期。即使去看內科或整形外科，也要積極詢問醫生：「我這個症狀是不是更年期障礙呢？」對於患者的問題，醫生也必須多加學習、一併考慮。

過去認為更年期障礙是有錢有閒的主婦的富貴病，認為年紀大了身體當然會不好，並不把它當成一種疾病來處理。而現在不能說醫生完全沒有這種想法，所以患者本身必須聰明一點，改變醫生的意識。

此外，我希望患者一定要鼓起勇氣前往婦科。關於女性的健康，我想今後應該由婦科醫生擔任家庭醫生。

從青春期開始，經過懷孕、生產、更年期、迎向老年期，女性身體會產生極大的變化，能配合女性特性進行診查的就是婦科。對女性而言，婦科可說是百貨公司的總嚮導，在婦科接受診查，然後再介紹患者到內科、整形外科或耳鼻喉科等，配合患者的疾病介紹到各科去是最理想的。

生產結束之後並不表示與婦科絕緣，一定要發現婦科的好家庭醫生，終生持續和婦科醫生商量身體問題。

## 檢查妳的「更年期指數」

此外，能夠迅速瞭解本身更年期症狀程度的方法，就是「更年期診斷自我檢查表」（參考九十五頁）。

回答十項簡單的問題，算出合計點數，最高、最重的情形是一百點，如果症狀為0的話則是0點。一百點當然有問題，不過

## 更年期診斷自我檢查表

配合症狀程度，自己填入點數，基於合計點進行檢查

| 症狀 | | 症狀程度（點數） | | | | 妳的點數 |
|---|---|---|---|---|---|---|
| | | 強 | 中 | 弱 | 無 | |
| 1 | 臉發燙 | 10 | 6 | 3 | 0 | |
| 2 | 容易流汗 | 10 | 6 | 3 | 0 | |
| 3 | 腰和手腳容易冰冷 | 14 | 9 | 5 | 0 | |
| 4 | 呼吸困難、心悸 | 12 | 8 | 4 | 0 | |
| 5 | 不容易熟睡或睡眠較淺 | 14 | 9 | 5 | 0 | |
| 6 | 焦躁、易怒 | 12 | 8 | 4 | 0 | |
| 7 | 容易憂鬱 | 7 | 5 | 3 | 0 | |
| 8 | 經常出現頭痛、頭暈、噁心等現象 | 7 | 5 | 3 | 0 | |
| 9 | 容易疲倦 | 7 | 4 | 2 | 0 | |
| 10 | 肩膀痠痛、腰痛、手腳痛 | 7 | 5 | 3 | 0 | |

| 更年期指數自我計點評價法 | |
|---|---|
| | 0~25 點……能夠巧妙度過更年期，持續以往的生活態度就可以了。<br>26~50 點……注意飲食和運動等，生活方式不能過於勉強。<br>51~65 點……必須看更年期停經門診，接受醫生的生活指導、諮商或藥物療法。<br>66~80 點……需訂立長期（半年以上）的計劃治療。<br>81~100 點…接受各科的精密檢查，光是更年期障礙也需要看更年期停經門診，需要長期的計劃以應對（生活指導、諮商、藥物療法等）。<br>* 即使認為這個診斷法不需要藥物療法，但為了預防成人病等，也不能否認藥物療法等的必要性。 |

根據小山嵩夫著『女性荷爾蒙的真相』

0點的人也需要注意。

所有人到了更年期體調都會不好，如果沒有覺得不好的人，大都是藉著氣力掩飾體調的不良，這些人本人沒有自覺，但有可能隱藏了大病。

五十點以下就必須擔心了，不過並不是嚴重到對日常生活造成阻礙。超過八十點的人除了更年期障礙以外，可能隱藏其他疾病，可以到各科接受精密檢查或治療。

但這個評價並不是絕對的，即使點數較低，如果出現無法忍受的痛苦症狀時再接受治療。

## 三種醫學治療法

引起各種不定愁訴的最大原因是女性荷爾蒙減少，所以，首先是增加女性荷爾蒙的方法。但衰退的卵巢機能不可能再復原，因此，只好藉著服用藥物補充女性荷爾蒙，這就是女性荷爾蒙補充療法。

第二點是使用鎮定劑或安眠藥，減輕自律神經失調症狀，也就是所謂對症療法。關於這二項在第3章與第6章會為各位詳細探討。

第三點就是藉著漢方藥，使陷入恐慌狀態的身體儘量使其恢復正常狀態的方法。以下敘述漢方藥使用法。

## 對於更年期自律神經失調症狀有效的漢方藥

更年期出現的各種症狀稱為**血道症**，這種症狀過去廣泛使用漢方藥。原本漢方對於自律神經不安定症狀非常有效，所以更年期障礙可說是漢方最拿手的範圍。

更年期障礙包括內科症狀、整形外科症狀、精神科症狀，如果一些症狀重疊出現時，西方醫學的治療或是在各科依疾病別得到各種藥物，就必須服用好幾種藥物，對身體造成很大的負擔。

關於這一點，漢方不是針對部分而是調整整個身體的體調，所以即使出現很多症狀的人，只要組合一、兩種適合這個人的藥

**血道症**

女性較常見。血液循環不順暢、血液停滯、荷爾蒙或循環、自律神經系的內臟機能異常等全身的複合症狀，都是指血道症。代表症狀包括血氣上衝、發汗、手腳冰冷、下腹部壓痛、皮膚出現斑點、眼下有黑眼圈等。

物服用就夠了。

此外，漢方的一大特徵就是即使症狀相同，但使用的藥物卻因人而異各有不同。

必須以患者體質、症狀等為基準，發現「證」，然後使用配合證的藥物。因此，例如血壓較高，但肌肉質的人或是虛弱沒有體力的人處方的藥物就不同。關於這方面的診斷，最好找一位具有充分漢方知識的醫生較好。

## ●漢方的症狀由於「氣」、「血」、「水」的停滯　而引起

對於更年期的各種不定愁訴，漢方是以「氣」、「血」、「水」三種病理觀來分析。也就是說「氣」、「血」與「水」產生變化或停滯、平衡失調才會產生症狀。

氣停滯引起的症狀包括血氣上衝、阻塞感、焦躁、易怒、心悸、呼吸困難，也就是西方醫學所說的，精神神經系或血管系的問題，氣與自律神經有密切的問題，容易受到喜怒哀樂等情緒支配。

血停滯時引起的症狀，包括頭痛、頭暈、心悸、耳鳴、血氣上衝、發熱、發麻、全身灼熱感、腹部寒冷感等，屬於血管運動神經系、精神神經系或知覺障礙性的症狀，漢方將此視為「瘀血」，非常重視。

水停滯引起的症狀包括心悸、呼吸困難、全身倦怠、多汗、頭暈、耳鳴、頭痛、失眠、疼痛、痙攣、手腳發抖等各種神經症狀。

## ●症狀相同，但因「證」不同，藥物也不同

「氣」、「血」、「水」任何一項或是合併起來再加上個人體力、體質、精氣等分析，配合「陰陽虛實」的證來開藥。

「陰證」是指消極的、靜的、潛伏的、寒冷疾病的狀態，表面上不會明顯出現發炎、充血、發燒等伴隨熱的症狀，但卻會潛伏在體內。而「陽證」則相反，呈現積極的、動的、開放的、熱性傾向狀態，會伴隨發炎、充血、發燒等症狀。

另一方面「虛證」是病毒在體內，缺乏精氣或體力的狀態。

脈搏較細，皮膚、肌肉或腹部虛弱，整體而言呈現顯著無力性傾向。而相反的「實證」則是病毒充滿體內，但卻擁有與其搏鬥的充實精力和體力。脈搏跳動有力量，而皮膚、肌肉、腹部緊繃，堅硬而具有彈性。

像這一類症狀漢方會組合陽實、陽虛、陰實、陰虛等，觀察患者的疾病。

對於更年期所引起的各種不定愁訴，使用何種漢方藥較有效，按照證別在後述項目中為各位介紹（參考一三二頁）。

實際服用時，一定要接受專門醫生的診斷，請醫生開處方。如果想到藥局購買時，可以看本書所附的表，瞭解自己現在適合何種漢方藥。

有些人對於服用女性荷爾蒙劑有抵抗感，想要服用漢方藥。我對於需要進行女性荷爾蒙療法的患者，如果對象為四十歲還有足夠女性荷爾蒙的人，首先會建議她使用漢方藥，因為漢方藥的副作用比較少，即使是討厭一般藥物的人也能毫無抵抗的服用。

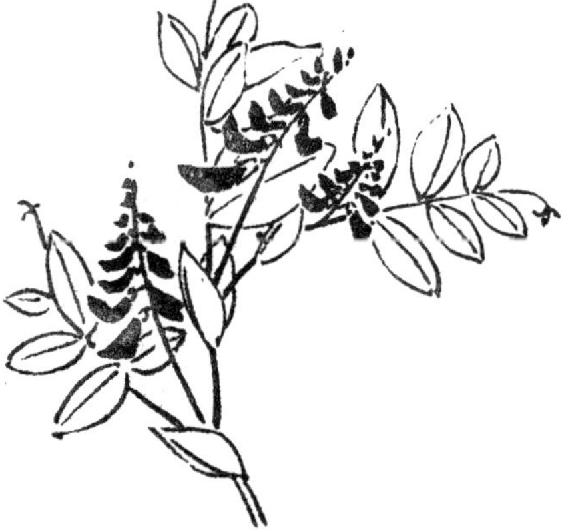

# 第6章　女性荷爾蒙補充療法對於更年期障礙具有很好的效果

## 現在美國女性已經當成常識的女性荷爾蒙補充療法

進入更年期後，九成女性會感受到各種不定愁訴，其原因是因為卵巢老化導致女性荷爾蒙不足。因此，可以藉著藥物補充女性荷爾蒙，這就是最近成為話題的女性荷爾蒙補充療法（以下簡稱女性荷爾蒙療法）。

討厭吃藥的國人對於荷爾蒙劑會產生強烈抵抗感，所以光聽到女性荷爾蒙療法，就有不少人會猶豫不決。但在這個治療歷史悠久的美國等地，女性荷爾蒙療法已經深植人心，很多更年期或老年期的女性接受這種治療。

前些日子，我看到一位住在美國的五十三歲的女性。事實上，她住在美國的三年內就接受女性荷爾蒙療法，她除了更年期障礙的症狀外，還罹患高脂血症。

開始進行女性荷爾蒙療法之後，立刻產生慾望、恢復元氣，而且連高脂血症都改善不少，她還對我說：「這種做法在美國已經變成一種常識了。」

根據她的說法，美國的小家庭制度比國內更盛行，所以八十歲層、九十歲層的高齡者大都是獨居老人。這些老年人不會彎腰駝背，大家都是自己開車到超級市場購物、自己做菜，能夠獨立生活。

如果骨折臥病在床的話，就必須接受他人照顧。活著時儘可能自己控制自己的身體。所以美國女性即使是高齡者，但卻有很多人持續接受這種女性荷爾蒙療法。

這並不是意識較高的大都會的狀況，即使在她所居住的小鄉村裏，也將其視為理所當然的情況而接受這種療法，令我非常感動。

美國和國內不同，健康保險採任意制，全都要靠自己負擔加入健保。所以，一旦生病時就必須花很多錢，為了少花一點錢，只要預防疾病就不用付太多醫藥費，這是非常合理的想法。

大家都將女性荷爾蒙療法，視為理所當然的療法，她也毫無抵抗的開始接受這種治療。國人非常在意副作用問題，但她卻說：「擔心可能會罹患癌症等副作用問題，因此好好接受檢診，結果發現沒問題，所以，我對於女性荷爾蒙療法的效果給與很高的評價。」

**卵巢囊腫**

卵巢形成的腫瘤，包括硬的充實性腫瘤，或是形成袋狀液體積存的囊泡性腫瘤。百分之八十的充實性腫瘤為惡性，一般所說的卵泡囊腫是指囊泡性腫瘤，大都是良性的。初期沒有什麼症狀，但腫瘤增大時，下腹部出現拉扯感，以及壓迫感、下腹痛、腰痛、經痛、排便痛、頻尿、下肢浮腫和疼痛等都會出現。經由超音波檢查或CT電腦斷層掃描等就能夠做出診斷，原則上必須動手術摘除卵巢。

## 大部分國人都不具有這方面知識

國內的情形又如何呢？一位希望接受女性荷爾蒙療法的五十歲層患者，她因為**卵巢囊腫**在二十歲時切除一邊的卵巢，十年後再次因為卵巢腫瘤在三十多歲時切除剩下的卵巢。留下子宮而沒有卵巢時無法分泌女性荷爾蒙，因此，她在接下來的二十年內身體各處都不好，體調不好、骨骼脆弱、骨折了好幾次，現在仍然持續看整形外科。

當我說：「那不是很糟糕嗎？」她說：「這二十年來體調一直不好，但我不知道是因為缺乏女性荷爾蒙的緣故，我自己沒有這方面的知識，而且也沒有能夠好好進行**說明及同意**的醫生。骨折了好幾次，但醫生卻說因為我的體質屬於骨質比較脆弱，我自己也這麼想。」

還很年輕、還沒有到達更年期的人，切除卵巢會引起各種不定愁訴，而且骨骼脆弱，雖然還沒上了年紀就會反覆骨折，這些人中有許多人就像這位患者一樣，對於女性荷爾蒙療法沒有任何知識，反覆看過各科，一直忍受痛苦的症狀。

另一位五十二歲女性的膽固醇值較高，因此，到內科持續服用降膽固醇藥物。

**說明及同意**

針對疾病的程度以及使用何種治療法，還有各種治療法的優點、問題點、危險性、治癒率等，醫生要充分對患者說明，得到患者同意後再進行醫療。

仔細詢問之後，發現近二～三年內膽固醇值才增高，此時正好是停經期開始，於是我對她說明女性荷爾蒙和膽固醇的關係，她終於能夠了解「喔！難怪膽固醇值這麼高」。

所以，國內除了婦科以外女性荷爾蒙療法並不普及。因此如果去看內科或整形外科，恐怕醫生也不會告訴妳女性荷爾蒙療法的知識。

我們婦科醫生也要不斷努力，推廣女性荷爾蒙療法。

## 對於身體發熱、血氣上衝等具有顯著效果

大約在三十年前歐美就已經開始使用女性荷爾蒙療法了，最初只投與女性荷爾蒙劑當中的雌激素（卵泡素），但發現這個方法的效果只有一半，比起不服用的人而言，發生子宮體癌的機會為一．四～十二倍。

當然會造成這個結果，因為雌激素具有使子宮內膜增殖作用，所以會使子宮體癌增加。

經過許多研究結果，發現將能夠過度抑制雌激素作用的黃體酮（黃體素）也加入其中，確立了現在女性荷爾蒙療法，稱為HRT（Hormone Replacement Therapy）。而日本從一九九〇年開始推廣這個治療，現在以婦產科為主不斷普及，對於包括更年期不定愁訴在內的許多症狀都有效。

使用女性荷爾蒙療法能產生劇烈效果的，就是更年期障礙，包括血氣上衝、全身發熱、發汗、手腳冰冷、心悸、呼吸困難、肩膀痠痛、頭痛、腰痛等身體症狀，以及焦躁、失眠、憂鬱等精神症狀，使用女性荷爾蒙療法都能發揮效果。

能夠補充降低的雌激素，調整荷爾蒙平衡，使得失調的自律神經復原。尤其對於身體發熱、血氣上衝等血管系的症狀具有非常顯著的效果。

## 女性荷爾蒙療法可預防骨質疏鬆症

目前女性荷爾蒙療法主要是以治療更年期障礙為目的而進行

**生活品質（QOL）**
是指能夠運用個人的生活習慣或生活信條以享受生活。

治療。除此之外，這種治療法對骨質疏鬆症也非常有效。

骨量從更年期前期開始逐漸減少，停經後銳減，因此如果放任不管，隨著年齡增長骨質會疏鬆，稍微跌倒時手和足骨就會骨折，這也是雌激素不足造成的。雌激素具有防止鈣質從骨骼中流失的作用，一旦加以補充就能預防骨質疏鬆症。

高齡者的骨質疏鬆症最可怕的就是可能稍微跌倒就會骨折，因此而臥病在床，最後變成痴呆患者。

考慮老年期的**生活品質**，因此強健骨骼非常重要。最近女性荷爾蒙療法從更年期障礙的治療，更進一步將比重擺在迎向高齡化社會的預防女性骨質疏鬆症上，這一點非常重要。

## 防止動脈硬化、心臟病或腦中風

此外，女性荷爾蒙療法對於動脈硬化或是因動脈硬化而引起的心臟病、腦中風的預防都有效。

雌激素分泌不足的更年期以後女性，總膽固醇值容易上升。

膽固醇包括加速動脈硬化的壞膽固醇，以及能夠去除血管壁多餘膽固醇的好膽固醇。雌激素能夠增加好膽固醇減少壞膽固醇。

總膽固醇值較高，好膽固醇值較低時，血管壁出現如粥狀般的塊狀物附著而引起動脈硬化（稱為粥狀硬化）。血管變細，如此一來就會使心臟或腦動脈阻塞，容易引起心肌梗塞或腦梗塞，這麼一來就會導致死亡或引起痴呆，是非常可怕的疾病。

根據美國班茲博士等人的研究，持續使用女性荷爾蒙療法，一年後血中膽固醇值的變化，壞膽固醇減少百分之十六、好膽固醇增加百分之十三·五，所以總膽固醇值會下降。當然這是美國的情況。

不過，接受女性荷爾蒙療法，根據研究結果顯示，罹患心臟病機率會減半。美國人的第一死因是心臟病，所以很多女性為了治療心臟病的目的而接受女性荷爾蒙療法。

此外，先前已經敘述過，由於陰道乾燥導致性交痛，藉著女性荷爾蒙療法可以消除。經由內診發現更年期的人陰道喪失彈性，黏膜變薄，不過接受女性荷爾蒙療法的人，在五十～六十歲層仍然能夠擁有四十歲層的年輕陰道黏膜。

此外，還可以增加肌膚的膠原蛋白，防止皺紋形成。

百分之二更年期女性出現的腹壓性尿失禁，使用這種療法也有效。

## 藉著女性荷爾蒙療法使更年期指數抖降

在我服務的醫院，婦科真正開始使用這種女性荷爾蒙療法已經五年多了，因為嚴重的更年期障礙而痛苦的患者，接受療法之後變成很有元氣的例子不勝枚舉。

「停經以來，一直很痛苦，出現身體發熱、發汗、頭痛、頭暈、失眠等症狀，服用女性荷爾蒙劑之後完全消失，已經好多年不曾享受這種身心清爽的感覺了。」

「輾轉換了好幾家醫院症狀仍無法好轉，也嘗試過價格昂貴的藥物，但效果不彰。開始服用女性荷爾蒙劑後，情況與以往完全不同，過了一個月症狀就減輕了。」

還有人說：「以往做什麼事都沒有氣力，打電話告訴結婚的女兒說想死。但是接受女性荷爾蒙療法之後，心情變得非常開朗，把自己打扮得漂漂亮亮的，到處去旅行的氣力都出現了。」這個人的肌膚具有光澤，看起來恢復年輕，她還以自己的照片做成電話卡送給我當禮物呢！

事實上，手腳疼痛、沒有體力和丈夫一起外出，或者是必須努力跟上他人腳步的人，藉著女性荷爾蒙療法恢復元氣，走路比丈夫更快而令丈夫感到驚訝，像她這種例子很多。

此外，因為身體各處疼痛經常躺在家裏休息的女性，接受女性荷爾蒙療法後好轉。

「醫生，我變得很有元氣，就好像木乃伊坐起來似的，可以開始走路了。」聽她這麼說時我笑了起來，自己感覺像木乃伊一樣的身體，居然產生劇烈的變化，因此感到非常高興。

先前敘述過因為性交痛而拒絕丈夫，丈夫另找新歡而離婚的人，藉著女性荷爾蒙療法使得陰道的滋潤度恢復，結交比自己年輕的戀人而再婚的例子也不少。

此外還有證明這些症例的資料。最近我對接受女性荷爾蒙療法的一百位患者進行問卷調查，出現令人注目的結果。

也就是，開始治療前大家的「更年期指數」（參考九十五頁）平均為五十三·七點，持續藥物療法或生活指導狀態，但接受女性荷爾蒙療法之後，下降為只有百分之二十七·九的人，只要注意飲食和運動等就沒問題了。

女性荷爾蒙療法能夠產生很好的效果，此外，即使不能完全去除痛苦症狀，至少能夠充分恢復為不會妨礙日常生活的程度，這是經由問卷調查證明的事實。

## 女性荷爾蒙療法減少子宮體癌

僅列舉女性荷爾蒙療法的優點，大家可能很在意副作用問題。過去認為接受女性荷爾蒙療法容易導致癌症，但這是只投與雌激素的過去荷爾蒙療法。

雌激素會使子宮內膜增殖，容易罹患子宮體癌，這大家都知道的。而子宮體癌在停經剛過後最常見，這是因為雌激素減少但還會分泌出來，而黃體酮則完全停止分泌的緣故，光是投與雌激素就會出現同樣的狀態。

現代女性荷爾蒙療法，則是投與雌激素和黃體酮兩種，能夠調整荷爾蒙平衡，比起不接受女性荷爾蒙療法的人而言，子宮體癌罹患率反而會減少。

## 乳癌檢診是不可或缺的檢查

關於乳癌的問題如何呢？專家之間的意見分歧。有些研究報告顯示女性荷爾蒙療法使得乳癌患者增加一．二～一．七倍，但有些報告則顯示會減少。

這是因為乳癌包括對雌激素產生反應型、對黃體酮產生反應型、對兩者產生反應型，以及對於任何一種都不會產生反應型，所以出現這種結果。此外，罹患乳癌者以長期大量使用女性荷爾蒙劑的人較常見。

聽到這種說法，也許使得有些人害怕服用女性荷爾蒙劑，但接受女性荷爾蒙劑療法的人，每個月進行一次自我檢診，一年至少有一次前往醫療機構接受乳癌檢診及指導，只要遵守這些規定，即使罹患乳癌也能早期發現。

根據美國的調查顯示，將接受女性荷爾蒙療法的乳癌患者，與未接受的乳癌患者相比較時，死因包括心臟病、癌症、腦中風等，但整體而言接受的人較長壽，所以女性荷爾蒙也具有維持生命的力量。

## 依目的不同，開始的時期也不同

女性荷爾蒙療法依目的不同，開始的時期也不同。更年期障礙很痛苦，想要減輕時在實際症狀開始出現後再使用也來得及。

但考慮預防先前提及的骨質疏鬆症，等症狀開始時已經來不及了。骨量在停經後三～五年沒有自覺症狀的狀況下不斷減少。所以停經後不久，儘可能在更年期開始時就必須測量骨量。減少情形非常嚴重的人就要開始進行女性荷爾蒙療法。

最近部分健診也納入骨量測定的項目。以往的X光檢查如果骨量沒有減少為一半以下時，不會出現在X光片上。因此，最近使用將X光進行電腦處理的裝置，因此提高了精度，X光量為普通X光的百分之一就夠了。遺憾的是目前還沒有普及。

## 事前檢查以及充分說明及同意

接受女性荷爾蒙療法之前，一定要做血液檢查，檢查女性荷爾蒙是否減少。即使有不定愁訴，自己可能認為是更年期障礙，但也可能只是因為單純的壓力而導致自律神經失調症。為了加以確認進行血液檢查，如果血液中雌激素量降低，或是來自腦下垂體的卵泡刺激素增加時，就要進行女性荷爾蒙療法。

此外，子宮頸癌、子宮體癌、乳癌、糖尿病或心臟病等的有

**甲狀腺機能異常**

甲狀腺會分泌促進體內各種物質代謝的甲狀腺素。到了更年期時甲狀腺機能減退，使得慢性甲狀腺炎等疾病增加。

無，以及肝功能、腎功能，還有這個時期女性較常見的**甲狀腺機能異常**等的有無，都要進行檢查。

開始之前要進行充分的說明及同意，我特別重視這一點。一旦開始服用女性荷爾蒙劑，停止服用後月經可能會再開始，同時乳房可能會產生腫脹感、分泌物增加、性慾亢進、身體會出現變化，這些全都是女性荷爾蒙的作用，不需要擔心。但如果事前沒有進行充分的說明，患者可能會感到非常不安。

我會事先充分說明，因此，我的患者不會因這些問題感到擔心。

## 藥量因人而異，各有不同

女性荷爾蒙療法所使用的女性荷爾蒙，以往國內是採用內服藥，由於每個人對於女性荷爾蒙劑的感受性不同，所以第一次使用標準量，觀察每位患者的情況再決定適合量。因此，這時使用能夠少量調節的內服藥比較方便。

投與方法包括**週期投與法**、**持續併用投與法**、**雌甾三醇單獨投與法**三種，配合個人的希望或狀況，選擇適合的方法。

除了服藥之外，還開發貼在腰部的貼藥型。內服藥經由腸吸收先運到肝臟分解，因此必須服用較多分量。貼藥經由皮膚直接吸收進入血液中，所以使用少量藥物就夠了。也就是說，不僅能減少對胃或肝臟的負擔，也能將藥劑的血中濃度維持在必要的最低限度。

歐美在十年前就已經利用這種經皮吸收雌激素製劑，日本現在也允許上市。每隔二天更換一片或二片藥劑，持續三週，到了第四週時休藥，以這樣的週期使用。如果子宮健全的患者長期使用時，必須併用黃體酮，此外使用時需要醫生的處方箋。

## 治療期間也因目的不同而有不同

關於女性荷爾蒙療法，許多人會問我：「必須持續多久的期間較好？」「難道要持續服用一生嗎？」

**週期投與法**

每天服用雌激素，到了一個月後半期大約二週補充黃體酮的方法。利用這種方法會形成與有月經時同樣的女性荷爾蒙週期，停經後持續服用藥物時，會引起表面的月經。停經後不久，即使出血也無妨的人，可以使用這種方法。

**持續併用投與法**

每天持續服用雌激素和黃體酮兩者的方法，與週期投與法的效果大致相同，不同點是不會引起規則性出血。停經後經過幾年開始接受女性荷爾蒙療法的人，或是對於每個月有月經感到厭煩的人，可以使用這種方法。

## 雌甾三醇單獨投與法

雌激素有各種不同的種類，其中一種作用較弱的是雌甾三醇，可以單獨服用。只服用雌激素的方法容易誘發癌症，而選擇作用較弱的雌甾三醇就不用擔心這個問題了。六十歲層以上接受女性荷爾蒙療法的人，或是為了預防骨質疏鬆症的目的而服用時，可以使用這種方法。

用藥期間當然也因目的不同而有不同。如果只是為了暫時改善更年期症狀，可以持續幾個月，最長一～二年，不過也具有個人差。對於身體發熱、血氣上衝、陰道乾燥等症狀具有顯著效果。較快的人開始服用二～三天就能感受到效果。服用一段期間症狀消失之後暫時休息，當症狀再度出現時再開始服用。

但如果是骨質疏鬆症進行，骨量相當少的人，一定要長期用藥，至少持續使用五年。總膽固醇值較高，為了預防動脈硬化時，也需要五～十年的長期治療。

先前對一百人進行問卷調查，對於「今後想要持續多久女性荷爾蒙療法」的問題，回答「想持續一生」的人為百分之五十三、回答「十年以上」的人為百分之十九、回答「二十年以上」的人為百分之六。

亦即，用藥時日尚短的人會感到猶豫，但服用一～二年實際感受到效果的人，就會產生一種想要長期持續下去的感覺。五十歲層或六十歲層持續服用二十年以上的人，可能認為應該持續一生。也就是說，實際感受女性荷爾蒙療法效果的人有六成希望一生持續服用。由此可知對於這種治療法的滿足感非常大。

## 不能使用女性荷爾蒙療法的患者

更年期後的女性一大支柱就是女性荷爾蒙療法，但並非所有人都可以接受。現在罹患乳癌、子宮體癌的人，或是曾經進行這些手術五年以內的人，一般而言不可以使用女性荷爾蒙療法。此外有嚴重肝障礙的人也不可以使用，還有最近罹患子宮內膜症的人也不能接受這種療法。

並不是說絕對不行，但罹患子宮肌瘤、**乳腺症**、高血壓、血栓症等疾病的人一定要慎重其事。

雌激素會增大子宮肌瘤，所以罹患子宮肌瘤的人，一般而言最好不要採用這種療法。不過這也需視情況而定，即使罹患子宮肌瘤，如果沒有出現**過多月經**或經痛等障礙，本人又希望採用這種療法時，就可以使用。

**乳腺症**

乳腺疾病中最多的一種。與乳癌、腺纖維瘤並稱為乳腺三大疾病。主要症狀包括乳房疼痛、硬塊，通常月經前疼痛增強，硬塊具有週期性。硬塊柔軟、交界不分明，大都會疼痛，這點和乳癌不同。因為雌激素和黃體酮平衡失調而引起，停經後會急速減少，這點也和乳癌不同。

**過多月經**

對日常生活產生強烈不便感的月經出血量較多，稱為過多月經。罹患子宮肌瘤或子宮內膜症時容易造成過多月經。

如果出現拳頭般大的子宮肌瘤的人，必須先進行子宮切除治療後，再進行女性荷爾蒙療法。

過去認為罹患乳腺症的人接受女性荷爾蒙療法可能會得乳癌，因此不能使用這種療法。但現在已經完全否定這種可能性。經過檢查很明顯不是乳癌時，就可以接受女性荷爾蒙療法。

高血壓或血栓症的人可以觀察症狀，有時可以接受。非常擔心的人可以事前接受檢查，和主治醫生好好商量後再決定要不要接受。

女性荷爾蒙療法與其他治療法最大的不同點，就是每位患者具有主體性，可以選擇要不要使用這種治療法。

關於更年期障礙開始時要不要接受女性荷爾蒙療法、如果接受則藥物的服用方式如何、適量為多少、即使出現出血或乳房腫脹等問題也不必在意嗎？或是量可以減少到不會造成這些症狀的程度、可在中途停止或是持續服用一生等問題，都必須和醫生商量，最後由自己決定。這一點和必須遵從醫生指示的其他治療法有很大的不同。

這和想要如何保持自己身體的況狀，也就是說如何度過更年期有關。由於更年期是身心大幅度動搖的時期，所以一定要考慮清楚，好好度過這段期間。

## 舒適度過更年期的十個方法

最後為各位建議「舒適度過更年期的十個方法」。

第一項是**擁有好朋友**。朋友會互相邀約去做健康診斷，在朋友邀約之下接受健診。檢查結果朋友沒什麼問題，但卻發現接受邀約者罹患癌症。我的患者中有很多這種例子，所以，好朋友也許可幫妳撿回一命。

此外，當妳的身體痛苦時，朋友可以幫妳的忙，一些無法和丈夫訴說的同性煩惱朋友也願意聆聽，向朋友發發牢騷也許就能轉換心情。

第二項是**改善與家人的關係**。有伴侶的人必須努力和伴侶建立良好的關係，即使接受更年期障礙治療，在丈夫和家人的協助下的人短期間就能痊癒。和丈夫處得不好的人就無法產生顯著的效果。儘可能在進入更年期之前就必須擁有良好的溝通。

擁有孩子的人一定要巧妙接受孩子離開身邊的事實，孩子不可能永遠陪在妳身邊，雙方都要自立，發現自己的興趣等，考慮今後沒有孩子陪伴的快樂人生。

第三項是**不要執著於漂亮的外觀，要保持自然的自己**。性格上容易背負壓力的人，必須努力改變自己，不要抱持完全主義，什麼都要求一百分，這樣的人應該學習馬虎一點。

更年期障礙，較不容易發生在只和丈夫和孩子同住的小家庭中的主婦身上。較容易出現在與公婆同住的複合家庭主婦身上。希望自己是好媳婦，太過於勉強努力就會導致更年期障礙。所以不要堅持自己表現得太好，到了更年期時，如果讓周遭的人肯定原本的自己，妳就會輕鬆不少。

痛苦時就要表現自己的痛苦，不要忍耐。只要這麼做，很多人就能輕鬆度過更年期障礙了。

第四項是**必須活動身體**。不僅是神經，也要讓身體放鬆。這樣也有助於緩和疼痛症狀。練瑜伽、打太極拳、練氣功、游泳等能讓妳不勉強的活動身體，使心情愉快的運動都可以開始進行。根據我自己的經驗，我特別建議各位的運動是游泳。

事實上，這幾年來我一直要照顧雙親，因為我是獨生女，面對父母的死亡時，沒有可以共同承擔悲傷的兄弟姊妹，讓我覺得很痛苦。

所以，趁著看病的空檔一週游泳二次。因為我是旱鴨子，因此這樣反而比較好，就是說在載浮載沈的狀況下，拚命努力換氣，持續進行一小時，就將痛苦的事全都忘掉了。同時獲得一直撐到最後的體力。身為旱鴨子的我，五十七歲時才學會游泳，我想大家也沒問題，一定要向游泳挑戰。

第五項就是**擁有生存的意義**。做一些對別人有幫助的事也不錯，孩子離開身邊之後擁有許多時間，可以從事義工活動，對於老年人或年紀小的人以及力量較弱的人，只要自己能夠做到，就儘量幫助他們。能使對方高興自己也會感到高興。

第六項是**打扮漂亮**。即使待在家中也要戴一些飾品、注意髮型。能夠把自己打扮漂亮的人，隨時都能保持年輕的心，不要認為裝扮需要花錢，運用智慧享受一些不花錢的裝扮吧。

第七項是**不要忘了接受健康診斷**。尤其以往對於體力有自信的人更要這麼做。對於體力沒有自信、平常身體不好、經常看門診的人反而更能長壽；平常有元氣、不會生病、不接受健診的人，反而會突然罹病而死亡。所以必須善用健診，每隔半年接受一次檢查就能感到安心了。

第八項是**必須取得足夠的睡眠**。睡眠不足時身體的抵抗力降低，容易罹患高血壓、心臟病、癌症等各種疾病，所以，睡眠很重要。

第九項是**飲食**。糖尿病或肥胖以及胃癌、大腸癌、乳癌、子宮體癌、卵巢癌等都與飲食有關，主食、副食質量等都要保持均衡。好好攝取三餐就能增強對疾病的抵抗力。

最後就是**隨時學習，擁有向新事物挑戰的勇氣**。絕對不要說：「年紀已經大了。」一八十年的人生還很長久呢！從現在開始接受新事物絕對不晚，擁有這樣的心情才能保持年輕。

隨時牢記這十項重點，相信一定能夠度過很棒的更年期。

○……虛證　　●……實證　　△……中間證

| 耳鳴 | 疲勞感 | 食慾不振、噁心 | 口渴 | 口內炎 | 浮腫 | 頻尿 | 便秘 | 下痢 | 下腹部痛 | 性交痛 | 發癢 | 肩膀痠痛 | 手腳發麻 | 腰痛 | 各處疼痛 |
|---|---|---|---|---|---|---|---|---|---|---|---|---|---|---|---|
| | | | | | | ● | | | ● | ● | ● | | | | |
| | | ●△ | | | | | | | | | ●△ | | | | |
| | | ●△ | | ●△ | | | | | | | | | | | |
| | | | | | | | | | | | △ | | | | |
| | | △ | | | | | | △ | △ | | | | △ | △ | △ |
| | | △ | △ | | △ | | | △ | | | | | | | |
| | △ | △ | △ | | △ | | | △ | | △ | | | | | |
| | | | | | | | | | △ | | | | △ | | |
| | △ | △ | | △ | | | | | | | | | | | |
| △ | | | | | | | | | | | | △ | | | |
| | | | | | | | | | | △ | | △ | △ | | △ |
| | | | | | | | | | | | | | | | |
| | | △ | | | | | | | | | | | | | |
| | | △ | | △ | | | | △ | | | | | | | |
| | △ | △ | | | | | | | | | | | | | |

漢方藥開頭標記◎是指經常使用的藥物、○是指普通使用的藥物

| 症狀／漢方藥 | 血氣上衝、身體發燙 | 多汗 | 手腳冰冷 | 心悸、呼吸困難 | 血壓變動 | 失眠 | 不安、焦躁 | 情緒低落 | 頭痛 | 頭暈 |
|---|---|---|---|---|---|---|---|---|---|---|
| 龍膽瀉肝湯 | | | | | | | | | | |
| 黃連解毒湯 | ●△ | | | ● | ● | ●△ | ●△ | ● | | |
| 黃連湯 | | | | | | | | | | |
| ◎溫清飲 | △ | | | | | △ | △ | | | |
| ◎五積散 | △ | | △ | | | | | | | |
| ○五苓散 | | | | | | | | | △ | △ |
| ○柴苓湯 | | | | | | | | | | |
| 芍藥甘草湯 | | | | | | | | | | |
| 小柴胡湯 | | | | | | | | | | |
| ◎釣藤散 | △ | | | | △ | △ | | △ | △ | △ |
| ○二朮湯 | | | | | | | | | | |
| ◎女神散 | △ | | | △ | | △ | △ | | △ | △ |
| ○半夏厚朴湯 | | | | △ | | △ | △ | △ | | △ |
| ○半夏瀉心湯 | | | | | | △ | △ | | | |
| ○半夏白朮天麻湯 | | | △ | | | | | | △ | △ |

○……虛證　●……實證　△……中間證

| 耳鳴 | 疲勞感 | 食慾不振、噁心 | 口渴 | 口內炎 | 浮腫 | 頻尿 | 便秘 | 下痢 | 下腹部痛 | 性交痛 | 發癢 | 肩膀痠痛 | 手腳發麻 | 腰痛 | 各處疼痛 |
|---|---|---|---|---|---|---|---|---|---|---|---|---|---|---|---|
| ○ | ○ | | | | ○ | | | | ○ | | | ○ | ○ | | |
| | ○ | ○ | | | | ○ | | ○ | | | | | | | |
| ○ | ○ | | ○ | | ○ | ○ | | | | ○ | ○ | | ○ | ○ | ○ |
| | ○ | | | | ○ | | | | | | | | | | ○ |
| | ○ | ○ | | | | | | | | ○ | | | ○ | | |
| | | | | | | ○ | | | | | | | | ○ | ○ |
| | ○ | | | | | | | | | | | | | | |
| | | | | | | | | | | | ● | ● | ● | | ● |
| | | | | | | | | | ● | | | ● | ● | | |
| | | ● | | | ● | | | | ● | | | ● | | | |
| ● | | ● | | | | | ● | | | | | ● | | | |
| | | | | | | | ● | | ● | | | | | | |
| ● | | ● | | | | | ● | | | | ● | ● | | | |
| | | | | | | | ● | | ● | | | ● | | ● | |
| | | | ● | | | ● | | | | | ● | | | | |
| | | | | | ● | | ● | | | | | ● | | | |

漢方藥開頭標記◎是指經常使用的藥物、○是指普通使用的藥物

| 症狀／漢方藥 | 血氣上衝、身體發燙 | 多汗 | 手腳冰冷 | 心悸、呼吸困難 | 血壓變動 | 失眠 | 不安、焦躁 | 情緒低落 | 頭痛 | 頭暈 |
|---|---|---|---|---|---|---|---|---|---|---|
| ◎當歸芍藥散 | | | ○ | ○ | | | | | ○ | ○ |
| ○人參湯 | | | | | | | | | | |
| ◎八味地黃丸 | ○ | | ○ | | ○ | | | | | |
| ○防已黃耆湯 | | ○ | | | | | | | | |
| ◎補中益氣湯 | | ○ | | ○ | | | | ○ | | |
| 苓薑朮甘湯 | | | ○ | | | | | | | |
| ○苓桂朮甘湯 | ○ | | | ○ | | | ○ | | ○ | ○ |
| ○葛根湯 | ● | | | | | | | | ● | |
| ◎桂枝茯苓丸 | ● | | ● | | | | | | ● | ● |
| ◎柴胡加龍骨牡蠣湯 | | | | ● | ● | ● | ● | | ● | |
| ○三黃瀉心湯 | ● | | | | ● | ● | ● | | ● | |
| 大黃牡丹皮湯 | | | | | | | | | | |
| 大柴胡湯 | | | | | ● | ● | ● | ● | ● | ● |
| ◎桃核承氣湯 | ● | | ● | | ● | ● | ● | | ● | ● |
| 白虎加人參湯 | ● | | | | | | | | | |
| 防風通聖散 | ● | | | ● | ● | | | | | |

○……虛證　●……實證　△……中間證

| 耳鳴 | 疲勞感 | 食慾不振、噁心 | 口渴 | 口內炎 | 浮腫 | 頻尿 | 便秘 | 下痢 | 下腹部痛 | 性交痛 | 發癢 | 肩膀痠痛 | 手腳發麻 | 腰痛 | 各處疼痛 |
|---|---|---|---|---|---|---|---|---|---|---|---|---|---|---|---|
| | ○ | | ○ | | | | | | ○ | ○ | ○ | | | | |
| | ○ | ○ | | | | | | | | | | | | | |
| | ○ | ○ | | | | | ○ | | | | | ○ | | | |
| | | | | | | | | | ○ | | | | | | |
| | ○ | ○ | | | | | | | | | | | | | |
| | ○ | | | | ○ | | | | | | | | ○ | | ○ |
| | ○ | | ○ | | ○ | ○ | | | | ○ | ○ | | ○ | ○ | ○ |
| | ○ | ○ | | | | | | | | | | ○ | | | |
| ○ | ○ | ○ | ○ | | | | | | | | | | | | |
| | ○ | | | | | | | | | | | | | | |
| ○ | ○ | | | | | ○ | | | | | | ○ | | | |
| | ○ | ○ | ○ | | | | | | | | | | | | |
| | ○ | ○ | | | | ○ | | | ○ | | | | ○ | | |
| | ○ | ○ | | | ○ | | | ○ | ○ | | ○ | | ○ | | ○ |
| | ○ | ○ | | | | | | | ○ | | | | ○ | ○ | ○ |

漢方藥開頭標記◎是指經常使用的藥物、○是指普通使用的藥物

| 症狀／漢方藥 | 血氣上衝、身體發燙 | 多汗 | 手腳冰冷 | 心悸、呼吸困難 | 血壓變動 | 失眠 | 不安、焦躁 | 情緒低落 | 頭痛 | 頭暈 |
|---|---|---|---|---|---|---|---|---|---|---|
| ◎溫經湯 | ○ | | ○ | | | ○ | ○ | | | |
| ◎加味歸脾湯 | | ○ | | ○ | | ○ | ○ | ○ | | ○ |
| ◎加味逍遙散 | ○ | ○ | ○ | | | ○ | ○ | ○ | ○ | ○ |
| 甘麥大棗湯 | | | | | | ○ | ○ | | | |
| ◎歸脾湯 | | ○ | | ○ | ○ | ○ | ○ | ○ | | |
| 桂枝加朮附湯 | | | ○ | | | | | | | |
| ◎牛車腎氣丸 | | | ○ | | | | | | | |
| 吳茱萸湯 | | | ○ | | | | | | ○ | |
| 柴胡桂枝乾薑湯 | ○ | ○ | ○ | ○ | ○ | ○ | ○ | | | |
| ○酸棗仁湯 | | | | | | ○ | ○ | | | |
| ○七物降下湯 | ○ | | ○ | | ○ | | | | ○ | |
| 十全大補湯 | | ○ | ○ | | | | | | | |
| 小建中湯 | ○ | ○ | ○ | ○ | | | ○ | | | |
| ○真武湯 | | | ○ | ○ | ○ | | | ○ | | ○ |
| ○當歸四逆加吳茱萸生薑湯 | | | ○ | | | | | | ○ | |

證。但如果肥胖、沒有力氣、屬於水腫時則為虛證。(處方從打○處選擇)

**(66～100 點)實證**　　臉色很好、營養狀態也不錯、皮膚和肌肉具有緊度及彈性、聲音強而有力的人為實證。(處方從●處選擇)

**(36～65 點)中間證**　　既不是虛證也不是實證，或是介於兩者之間體力的人。(處方從打△處選擇)

☆這個虛實的差並不是絕對的，而是相對的。此外，也會因治療或當天的狀況而形成與以往不同的狀態，所以必須配合狀態調整藥物。

☆處方選擇法，在符合自己證的項目中，找出適合症狀的項目，不必全部吻合。

根據小山嵩夫著『女性荷爾蒙的真相』

| | | | | |
|---|---|---|---|---|
| 8.即使太冷、太熱也不要緊嗎 | 6 | 3 | 0 | |
| 9.不會感覺手腳冰冷嗎 | 6 | 3 | 0 | |
| 10.活潑好動嗎 | 6 | 3 | 0 | |
| 11.與別人相比不容易疲倦嗎 | 6 | 3 | 0 | |
| 12.聲音強而有力嗎 | 8 | 4 | 0 | |
| 13.平常的行動有餘地嗎 | 8 | 4 | 0 | |
| 14.即使覺得胃散很苦也能服用嗎 | 6 | 3 | 0 | |
| 15.不會盜汗嗎 | 8 | 4 | 0 | |
| | | 合計 | | |

# 更年期障礙的漢方處方

漢方決定治療方針時重視體質，同樣是手腳冰冷症，但體格壯碩者和柔弱者的處方不同，所以為了決定妳到底屬於何種體質（證）之前，首先必須回答下表的問題，算出點數。

中間是指「中間的情況」與「無法回答的情況」，而〔9〕則是不會感覺手腳冰冷時，回答「是」，感覺手腳冰冷時回答「否」。而〔15〕為未出現盜汗現象時，回答「是」，出現盜汗現象時，回答「否」。

**（0～35點）虛證**　消瘦虛弱、肌肉沒有緊度、臉色不好、聲音無力、容易疲倦、骨骼脆弱的人為虛

決定「證」的問題表

| | 是 | 中間 | 否 | 點數 |
|---|---|---|---|---|
| 1.體質為肌肉質嗎 | 6 | 3 | 0 | |
| 2.體型壯碩嗎 | 6 | 3 | 0 | |
| 3.皮膚具有光澤嗎 | 8 | 4 | 0 | |
| 4.腹部有彈力、緊張感嗎 | 8 | 4 | 0 | |
| 5.吃得太多也沒問題嗎 | 6 | 3 | 0 | |
| 6.吃東西比較快嗎 | 6 | 3 | 0 | |
| 7.只要便秘一天就會覺得不舒服嗎 | 6 | 3 | 0 | |

# 索引

※粗黑數字代表解說頁數
（以筆劃順序排列）

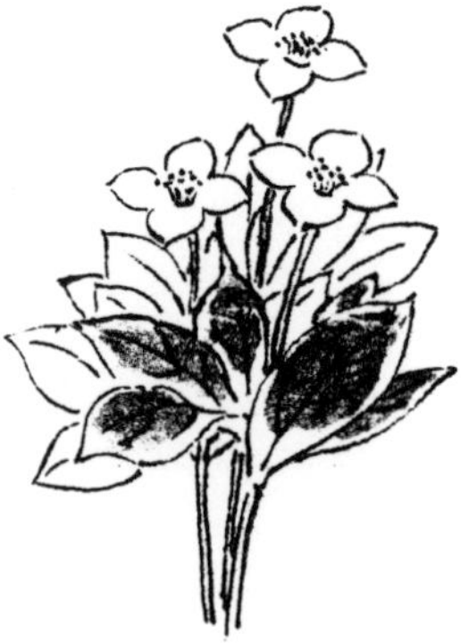

【作者介紹】
## 野末悅子

1932年 出生於日本東京。年幼時在中國東北奉天市度過。

1946年 回到東京。

1957年 畢業於橫濱市立大學醫學部。

1958年 進入東京大學醫學部附屬分院婦產科。

1965年 取得醫學博士學位。

參加公立學校互助合作社關東中央醫院、母子愛育會醫院工作。

1971年 擔任久地診察所所長。

1982年 開始擔任川崎協同醫院副院長、婦產科部長，直到現在。

屬於日本婦產科學會、日本母性衛生學會、日本母性保護婦產科醫會、日本臨床細胞學會、日本東洋醫學會、日本更年期醫學會等。先生和兩個孩子都是醫生。爲醫生家族。

# 大展出版社有限公司 品冠文化出版社 圖書目錄

地址：台北市北投區(石牌)
致遠一路二段 12 巷 1 號
電話：(02)28236031
28236033
郵撥：0166955～1
傳真：(02)28272069


## ・法律專欄連載・電腦編號 58

台大法學院　法律學系／策劃
法律服務社／編著

| | | |
|---|---|---|
| 1. | 別讓您的權利睡著了 1 | 200 元 |
| 2. | 別讓您的權利睡著了 2 | 200 元 |

## ・武術特輯・電腦編號 10

| | | | |
|---|---|---|---|
| 1. | 陳式太極拳入門 | 馮志強編著 | 180 元 |
| 2. | 武式太極拳 | 郝少如編著 | 150 元 |
| 3. | 練功十八法入門 | 蕭京凌編著 | 120 元 |
| 4. | 教門長拳 | 蕭京凌編著 | 150 元 |
| 5. | 跆拳道 | 蕭京凌編譯 | 180 元 |
| 6. | 正傳合氣道 | 程曉鈴譯 | 200 元 |
| 7. | 圖解雙節棍 | 陳銘遠著 | 200 元 |
| 8. | 格鬥空手道 | 鄭旭旭編著 | 200 元 |
| 9. | 實用跆拳道 | 陳國榮編著 | 200 元 |
| 10. | 武術初學指南 | 李文英、解守德編著 | 250 元 |
| 11. | 泰國拳 | 陳國榮著 | 180 元 |
| 12. | 中國式摔跤 | 黃　斌編著 | 180 元 |
| 13. | 太極劍入門 | 李德印編著 | 180 元 |
| 14. | 太極拳運動 | 運動司編 | 250 元 |
| 15. | 太極拳譜 | 清・王宗岳等著 | 280 元 |
| 16. | 散手初學 | 冷　峰編著 | 180 元 |
| 17. | 南拳 | 朱瑞琪編著 | 180 元 |
| 18. | 吳式太極劍 | 王培生著 | 200 元 |
| 19. | 太極拳健身和技擊 | 王培生著 | 250 元 |
| 20. | 秘傳武當八卦掌 | 狄兆龍著 | 250 元 |
| 21. | 太極拳論譚 | 沈　壽著 | 250 元 |
| 22. | 陳式太極拳技擊法 | 馬　虹著 | 250 元 |
| 23. | 二十四式/三十二式太極拳/劍 | 闞桂香著 | 180 元 |
| 24. | 楊式秘傳 129 式太極長拳 | 張楚全著 | 280 元 |
| 25. | 楊式太極拳架詳解 | 林炳堯著 | 280 元 |

| | | |
|---|---|---|
| 26. 華佗五禽劍 | 劉時榮著 | 180 元 |
| 27. 太極拳基礎講座：基本功與簡化 24 式 | 李德印著 | 250 元 |
| 28. 武式太極拳精華 | 薛乃印著 | 200 元 |
| 29. 陳式太極拳拳理闡微 | 馬　虹著 | 350 元 |
| 30. 陳式太極拳體用全書 | 馬　虹著 | 400 元 |

## ・原地太極拳系列・電腦編號 11

| | | |
|---|---|---|
| 1. 原地綜合太極拳 24 式 | 胡啟賢創編 | 220 元 |
| 2. 原地活步太極拳 42 式 | 胡啟賢創編 | 200 元 |
| 3. 原地簡化太極拳 24 式 | 胡啟賢創編 | 200 元 |
| 4. 原地太極拳 12 式 | 胡啟賢創編 | 200 元 |

## ・道學文化・電腦編號 12

| | | |
|---|---|---|
| 1. 道在養生：道教長壽術 | 郝　勤等著 | 250 元 |
| 2. 龍虎丹道：道教內丹術 | 郝　勤著 | 300 元 |
| 3. 天上人間：道教神仙譜系 | 黃德海著 | 250 元 |
| 4. 步罡踏斗：道教祭禮儀典 | 張澤洪著 | 250 元 |
| 5. 道醫窺秘：道教醫學康復術 | 王慶餘等著 | 250 元 |
| 6. 勸善成仙：道教生命倫理 | 李　剛著 | 250 元 |
| 7. 洞天福地：道教宮觀勝境 | 沙銘壽著 | 250 元 |
| 8. 青詞碧簫：道教文學藝術 | 楊光文等著 | 250 元 |
| 9. ：道教格言精粹 | 朱耕發等著 | 250 元 |

## ・秘傳占卜系列・電腦編號 14

| | | |
|---|---|---|
| 1. 手相術 | 淺野八郎著 | 180 元 |
| 2. 人相術 | 淺野八郎著 | 180 元 |
| 3. 西洋占星術 | 淺野八郎著 | 180 元 |
| 4. 中國神奇占卜 | 淺野八郎著 | 150 元 |
| 5. 夢判斷 | 淺野八郎著 | 150 元 |
| 6. 前世、來世占卜 | 淺野八郎著 | 150 元 |
| 7. 法國式血型學 | 淺野八郎著 | 150 元 |
| 8. 靈感、符咒學 | 淺野八郎著 | 150 元 |
| 9. 紙牌占卜學 | 淺野八郎著 | 150 元 |
| 10. ESP 超能力占卜 | 淺野八郎著 | 150 元 |
| 11. 猶太數的秘術 | 淺野八郎著 | 150 元 |
| 12. 新心理測驗 | 淺野八郎著 | 160 元 |
| 13. 塔羅牌預言秘法 | 淺野八郎著 | 200 元 |

## ・趣味心理講座・電腦編號 15

| | | | |
|---|---|---|---|
| 1. | 性格測驗① 探索男與女 | 淺野八郎著 | 140 元 |
| 2. | 性格測驗② 透視人心奧秘 | 淺野八郎著 | 140 元 |
| 3. | 性格測驗③ 發現陌生的自己 | 淺野八郎著 | 140 元 |
| 4. | 性格測驗④ 發現你的真面目 | 淺野八郎著 | 140 元 |
| 5. | 性格測驗⑤ 讓你們吃驚 | 淺野八郎著 | 140 元 |
| 6. | 性格測驗⑥ 洞穿心理盲點 | 淺野八郎著 | 140 元 |
| 7. | 性格測驗⑦ 探索對方心理 | 淺野八郎著 | 140 元 |
| 8. | 性格測驗⑧ 由吃認識自己 | 淺野八郎著 | 160 元 |
| 9. | 性格測驗⑨ 戀愛知多少 | 淺野八郎著 | 160 元 |
| 10. | 性格測驗⑩ 由裝扮瞭解人心 | 淺野八郎著 | 160 元 |
| 11. | 性格測驗⑪ 敲開內心玄機 | 淺野八郎著 | 140 元 |
| 12. | 性格測驗⑫ 透視你的未來 | 淺野八郎著 | 160 元 |
| 13. | 血型與你的一生 | 淺野八郎著 | 160 元 |
| 14. | 趣味推理遊戲 | 淺野八郎著 | 160 元 |
| 15. | 行為語言解析 | 淺野八郎著 | 160 元 |

## ・婦 幼 天 地・電腦編號 16

| | | | |
|---|---|---|---|
| 1. | 八萬人減肥成果 | 黃靜香譯 | 180 元 |
| 2. | 三分鐘減肥體操 | 楊鴻儒譯 | 150 元 |
| 3. | 窈窕淑女美髮秘訣 | 柯素娥譯 | 130 元 |
| 4. | 使妳更迷人 | 成　玉譯 | 130 元 |
| 5. | 女性的更年期 | 官舒妍編譯 | 160 元 |
| 6. | 胎內育兒法 | 李玉瓊編譯 | 150 元 |
| 7. | 早產兒袋鼠式護理 | 唐岱蘭譯 | 200 元 |
| 8. | 初次懷孕與生產 | 婦幼天地編譯組 | 180 元 |
| 9. | 初次育兒 12 個月 | 婦幼天地編譯組 | 180 元 |
| 10. | 斷乳食與幼兒食 | 婦幼天地編譯組 | 180 元 |
| 11. | 培養幼兒能力與性向 | 婦幼天地編譯組 | 180 元 |
| 12. | 培養幼兒創造力的玩具與遊戲 | 婦幼天地編譯組 | 180 元 |
| 13. | 幼兒的症狀與疾病 | 婦幼天地編譯組 | 180 元 |
| 14. | 腿部苗條健美法 | 婦幼天地編譯組 | 180 元 |
| 15. | 女性腰痛別忽視 | 婦幼天地編譯組 | 150 元 |
| 16. | 舒展身心體操術 | 李玉瓊編譯 | 130 元 |
| 17. | 三分鐘臉部體操 | 趙薇妮著 | 160 元 |
| 18. | 生動的笑容表情術 | 趙薇妮著 | 160 元 |
| 19. | 心曠神怡減肥法 | 川津祐介著 | 130 元 |
| 20. | 內衣使妳更美麗 | 陳玄茹譯 | 130 元 |
| 21. | 瑜伽美姿美容 | 黃靜香編著 | 180 元 |
| 22. | 高雅女性裝扮學 | 陳珮玲譯 | 180 元 |
| 23. | 蠶糞肌膚美顏法 | 坂梨秀子著 | 160 元 |

| | | | |
|---|---|---|---|
| 24. | 認識妳的身體 | 李玉瓊譯 | 160 元 |
| 25. | 產後恢復苗條體態 | 居理安・芙萊喬著 | 200 元 |
| 26. | 正確護髮美容法 | 山崎伊久江著 | 180 元 |
| 27. | 安琪拉美姿養生學 | 安琪拉蘭斯博瑞著 | 180 元 |
| 28. | 女體性醫學剖析 | 增田豐著 | 220 元 |
| 29. | 懷孕與生產剖析 | 岡部綾子著 | 180 元 |
| 30. | 斷奶後的健康育兒 | 東城百合子著 | 220 元 |
| 31. | 引出孩子幹勁的責罵藝術 | 多湖輝著 | 170 元 |
| 32. | 培養孩子獨立的藝術 | 多湖輝著 | 170 元 |
| 33. | 子宮肌瘤與卵巢囊腫 | 陳秀琳編著 | 180 元 |
| 34. | 下半身減肥法 | 納他夏・史達賓著 | 180 元 |
| 35. | 女性自然美容法 | 吳雅菁編著 | 180 元 |
| 36. | 再也不發胖 | 池園悅太郎著 | 170 元 |
| 37. | 生男生女控制術 | 中垣勝裕著 | 220 元 |
| 38. | 使妳的肌膚更亮麗 | 楊　皓編著 | 170 元 |
| 39. | 臉部輪廓變美 | 芝崎義夫著 | 180 元 |
| 40. | 斑點、皺紋自己治療 | 高須克彌著 | 180 元 |
| 41. | 面皰自己治療 | 伊藤雄康著 | 180 元 |
| 42. | 隨心所欲瘦身冥想法 | 原久子著 | 180 元 |
| 43. | 胎兒革命 | 鈴木丈織著 | 180 元 |
| 44. | NS 磁氣平衡法塑造窈窕奇蹟 | 古屋和江著 | 180 元 |
| 45. | 享瘦從腳開始 | 山田陽子著 | 180 元 |
| 46. | 小改變瘦 4 公斤 | 宮本裕子著 | 180 元 |
| 47. | 軟管減肥瘦身 | 高橋輝男著 | 180 元 |
| 48. | 海藻精神秘美容法 | 劉名揚編著 | 180 元 |
| 49. | 肌膚保養與脫毛 | 鈴木真理著 | 180 元 |
| 50. | 10 天減肥 3 公斤 | 彤雲編輯組 | 180 元 |
| 51. | 穿出自己的品味 | 西村玲子著 | 280 元 |
| 52. | 小孩髮型設計 | 李芳黛譯 | 250 元 |

## ・青　春　天　地・ 電腦編號 17

| | | | |
|---|---|---|---|
| 1. | A 血型與星座 | 柯素娥編譯 | 160 元 |
| 2. | B 血型與星座 | 柯素娥編譯 | 160 元 |
| 3. | 0 血型與星座 | 柯素娥編譯 | 160 元 |
| 4. | AB 血型與星座 | 柯素娥編譯 | 120 元 |
| 5. | 青春期性教室 | 呂貴嵐編譯 | 130 元 |
| 7. | 難解數學破題 | 宋釗宜編譯 | 130 元 |
| 9. | 小論文寫作秘訣 | 林顯茂編譯 | 120 元 |
| 11. | 中學生野外遊戲 | 熊谷康編著 | 120 元 |
| 12. | 恐怖極短篇 | 柯素娥編譯 | 130 元 |
| 13. | 恐怖夜話 | 小毛驢編譯 | 130 元 |
| 14. | 恐怖幽默短篇 | 小毛驢編譯 | 120 元 |
| 15. | 黑色幽默短篇 | 小毛驢編譯 | 120 元 |

| | | |
|---|---|---|
| 16. 靈異怪談 | 小毛驢編譯 | 130 元 |
| 17. 錯覺遊戲 | 小毛驢編著 | 130 元 |
| 18. 整人遊戲 | 小毛驢編著 | 150 元 |
| 19. 有趣的超常識 | 柯素娥編譯 | 130 元 |
| 20. 哦！原來如此 | 林慶旺編譯 | 130 元 |
| 21. 趣味競賽 100 種 | 劉名揚編譯 | 120 元 |
| 22. 數學謎題入門 | 宋釗宜編譯 | 150 元 |
| 23. 數學謎題解析 | 宋釗宜編譯 | 150 元 |
| 24. 透視男女心理 | 林慶旺編譯 | 120 元 |
| 25. 少女情懷的自白 | 李桂蘭編譯 | 120 元 |
| 26. 由兄弟姊妹看命運 | 李玉瓊編譯 | 130 元 |
| 27. 趣味的科學魔術 | 林慶旺編譯 | 150 元 |
| 28. 趣味的心理實驗室 | 李燕玲編譯 | 150 元 |
| 29. 愛與性心理測驗 | 小毛驢編譯 | 130 元 |
| 30. 刑案推理解謎 | 小毛驢編譯 | 180 元 |
| 31. 偵探常識推理 | 小毛驢編譯 | 180 元 |
| 32. 偵探常識解謎 | 小毛驢編譯 | 130 元 |
| 33. 偵探推理遊戲 | 小毛驢編譯 | 180 元 |
| 34. 趣味的超魔術 | 廖玉山編著 | 150 元 |
| 35. 趣味的珍奇發明 | 柯素娥編著 | 150 元 |
| 36. 登山用具與技巧 | 陳瑞菊編著 | 150 元 |
| 37. 性的漫談 | 蘇燕謀編著 | 180 元 |
| 38. 無的漫談 | 蘇燕謀編著 | 180 元 |
| 39. 黑色漫談 | 蘇燕謀編著 | 180 元 |
| 40. 白色漫談 | 蘇燕謀編著 | 180 元 |

## ・健 康 天 地・電腦編號 18

| | | |
|---|---|---|
| 1. 壓力的預防與治療 | 柯素娥編譯 | 130 元 |
| 2. 超科學氣的魔力 | 柯素娥編譯 | 130 元 |
| 3. 尿療法治病的神奇 | 中尾良一著 | 130 元 |
| 4. 鐵證如山的尿療法奇蹟 | 廖玉山譯 | 120 元 |
| 5. 一日斷食健康法 | 葉慈容編譯 | 150 元 |
| 6. 胃部強健法 | 陳炳崑譯 | 120 元 |
| 7. 癌症早期檢查法 | 廖松濤譯 | 160 元 |
| 8. 老人痴呆症防止法 | 柯素娥編譯 | 130 元 |
| 9. 松葉汁健康飲料 | 陳麗芬編譯 | 130 元 |
| 10. 揉肚臍健康法 | 永井秋夫著 | 150 元 |
| 11. 過勞死、猝死的預防 | 卓秀貞編譯 | 130 元 |
| 12. 高血壓治療與飲食 | 藤山順豐著 | 180 元 |
| 13. 老人看護指南 | 柯素娥編譯 | 150 元 |
| 14. 美容外科淺談 | 楊啟宏著 | 150 元 |
| 15. 美容外科新境界 | 楊啟宏著 | 150 元 |
| 16. 鹽是天然的醫生 | 西英司郎著 | 140 元 |

| | | |
|---|---|---|
| 17. 年輕十歲不是夢 | 梁瑞麟譯 | 200 元 |
| 18. 茶料理治百病 | 桑野和民著 | 180 元 |
| 19. 綠茶治病寶典 | 桑野和民著 | 150 元 |
| 20. 杜仲茶養顏減肥法 | 西田博著 | 170 元 |
| 21. 蜂膠驚人療效 | 瀨長良三郎著 | 180 元 |
| 22. 蜂膠治百病 | 瀨長良三郎著 | 180 元 |
| 23. 醫藥與生活㈠ | 鄭炳全著 | 180 元 |
| 24. 鈣長生寶典 | 落合敏著 | 180 元 |
| 25. 大蒜長生寶典 | 木下繁太郎著 | 160 元 |
| 26. 居家自我健康檢查 | 石川恭三著 | 160 元 |
| 27. 永恆的健康人生 | 李秀鈴譯 | 200 元 |
| 28. 大豆卵磷脂長生寶典 | 劉雪卿譯 | 150 元 |
| 29. 芳香療法 | 梁艾琳譯 | 160 元 |
| 30. 醋長生寶典 | 柯素娥譯 | 180 元 |
| 31. 從星座透視健康 | 席拉・吉蒂斯著 | 180 元 |
| 32. 愉悅自在保健學 | 野本二士夫著 | 160 元 |
| 33. 裸睡健康法 | 丸山淳士等著 | 160 元 |
| 34. 糖尿病預防與治療 | 藤田順豐著 | 180 元 |
| 35. 維他命長生寶典 | 菅原明子著 | 180 元 |
| 36. 維他命 C 新效果 | 鐘文訓編 | 150 元 |
| 37. 手、腳病理按摩 | 堤芳朗著 | 160 元 |
| 38. AIDS 瞭解與預防 | 彼得塔歇爾著 | 180 元 |
| 39. 甲殼質殼聚糖健康法 | 沈永嘉譯 | 160 元 |
| 40. 神經痛預防與治療 | 木下真男著 | 160 元 |
| 41. 室內身體鍛鍊法 | 陳炳崑編著 | 160 元 |
| 42. 吃出健康藥膳 | 劉大器編著 | 180 元 |
| 43. 自我指壓術 | 蘇燕謀編著 | 160 元 |
| 44. 紅蘿蔔汁斷食療法 | 李玉瓊編著 | 150 元 |
| 45. 洗心術健康秘法 | 竺翠萍編譯 | 170 元 |
| 46. 枇杷葉健康療法 | 柯素娥編譯 | 180 元 |
| 47. 抗衰血癒 | 楊啟宏著 | 180 元 |
| 48. 與癌搏鬥記 | 逸見政孝著 | 180 元 |
| 49. 冬蟲夏草長生寶典 | 高橋義博著 | 170 元 |
| 50. 痔瘡・大腸疾病先端療法 | 宮島伸宜著 | 180 元 |
| 51. 膠布治癒頑固慢性病 | 加瀨建造著 | 180 元 |
| 52. 芝麻神奇健康法 | 小林貞作著 | 170 元 |
| 53. 香煙能防止癡呆？ | 高田明和著 | 180 元 |
| 54. 穀菜食治癌療法 | 佐藤成志著 | 180 元 |
| 55. 貼藥健康法 | 松原英多著 | 180 元 |
| 56. 克服癌症調和道呼吸法 | 帶津良一著 | 180 元 |
| 57. B 型肝炎預防與治療 | 野村喜重郎著 | 180 元 |
| 58. 青春永駐養生導引術 | 早島正雄著 | 180 元 |
| 59. 改變呼吸法創造健康 | 原久子著 | 180 元 |
| 60. 荷爾蒙平衡養生秘訣 | 出村博著 | 130 元 |

| | | |
|---|---|---|
| 61. 水美肌健康法 | 井戸勝富著 | 170 元 |
| 62. 認識食物掌握健康 | 廖梅珠編著 | 170 元 |
| 63. 痛風劇痛消除法 | 鈴木吉彥著 | 180 元 |
| 64. 酸莖菌驚人療效 | 上田明彥著 | 180 元 |
| 65. 大豆卵磷脂治現代病 | 神津健一著 | 200 元 |
| 66. 時辰療法—危險時刻凌晨 4 時 | 呂建強等著 | 180 元 |
| 67. 自然治癒力提升法 | 帶津良一著 | 180 元 |
| 68. 巧妙的氣保健法 | 藤平墨子著 | 180 元 |
| 69. 治癒 C 型肝炎 | 熊田博光著 | 180 元 |
| 70. 肝臟病預防與治療 | 劉名揚編著 | 180 元 |
| 71. 腰痛平衡療法 | 荒井政信著 | 180 元 |
| 72. 根治多汗症、狐臭 | 稻葉益巳著 | 220 元 |
| 73. 40 歲以後的骨質疏鬆症 | 沈永嘉譯 | 180 元 |
| 74. 認識中藥 | 松下一成著 | 180 元 |
| 75. 認識氣的科學 | 佐佐木茂美著 | 180 元 |
| 76. 我戰勝了癌症 | 安田伸著 | 180 元 |
| 77. 斑點是身心的危險信號 | 中野進著 | 180 元 |
| 78. 艾波拉病毒大震撼 | 玉川重德著 | 180 元 |
| 79. 重新還我黑髮 | 桑名隆一郎著 | 180 元 |
| 80. 身體節律與健康 | 林博史著 | 180 元 |
| 81. 生薑治萬病 | 石原結實著 | 180 元 |
| 82. 靈芝治百病 | 陳瑞東著 | 180 元 |
| 83. 木炭驚人的威力 | 大槻彰著 | 200 元 |
| 84. 認識活性氧 | 井土貴司著 | 180 元 |
| 85. 深海鮫治百病 | 廖玉山編著 | 180 元 |
| 86. 神奇的蜂王乳 | 井上丹治著 | 180 元 |
| 87. 卡拉 OK 健腦法 | 東潔著 | 180 元 |
| 88. 卡拉 OK 健康法 | 福田伴男著 | 180 元 |
| 89. 醫藥與生活(二) | 鄭炳全著 | 200 元 |
| 90. 洋蔥治百病 | 宮尾興平著 | 180 元 |
| 91. 年輕 10 歲快步健康法 | 石塚忠雄著 | 180 元 |
| 92. 石榴的驚人神效 | 岡本順子著 | 180 元 |
| 93. 飲料健康法 | 白鳥早奈英著 | 180 元 |
| 94. 健康棒體操 | 劉名揚編譯 | 180 元 |
| 95. 催眠健康法 | 蕭京凌編著 | 180 元 |
| 96. 鬱金（美王）治百病 | 水野修一著 | 180 元 |
| 97. 醫藥與生活(三) | 鄭炳全著 | 200 元 |

## ・實用女性學講座・電腦編號 19

| | | |
|---|---|---|
| 1. 解讀女性內心世界 | 島田一男著 | 150 元 |
| 2. 塑造成熟的女性 | 島田一男著 | 150 元 |
| 3. 女性整體裝扮學 | 黃靜香編著 | 180 元 |
| 4. 女性應對禮儀 | 黃靜香編著 | 180 元 |

5. 女性婚前必修　小野十傳著　200元
6. 徹底瞭解女人　田口二州著　180元
7. 拆穿女性謊言88招　島田一男著　200元
8. 解讀女人心　島田一男著　200元
9. 俘獲女性絕招　志賀貢著　200元
10. 愛情的壓力解套　中村理英子著　200元
11. 妳是人見人愛的女孩　廖松濤編著　200元

## ・校園系列・電腦編號20

1. 讀書集中術　多湖輝著　180元
2. 應考的訣竅　多湖輝著　150元
3. 輕鬆讀書贏得聯考　多湖輝著　150元
4. 讀書記憶秘訣　多湖輝著　180元
5. 視力恢復！超速讀術　江錦雲譯　180元
6. 讀書36計　黃柏松編著　180元
7. 驚人的速讀術　鐘文訓編著　170元
8. 學生課業輔導良方　多湖輝著　180元
9. 超速讀超記憶法　廖松濤編著　180元
10. 速算解題技巧　宋釗宜編著　200元
11. 看圖學英文　陳炳崑編著　200元
12. 讓孩子最喜歡數學　沈永嘉譯　180元
13. 催眠記憶術　林碧清譯　180元
14. 催眠速讀術　林碧清譯　180元
15. 數學式思考學習法　劉淑錦譯　200元
16. 考試憑要領　劉孝暉著　180元
17. 事半功倍讀書法　王毅希著　200元
18. 超金榜題名術　陳蒼杰譯　200元
19. 靈活記憶術　林耀慶編著　180元

## ・實用心理學講座・電腦編號21

1. 拆穿欺騙伎倆　多湖輝著　140元
2. 創造好構想　多湖輝著　140元
3. 面對面心理術　多湖輝著　160元
4. 偽裝心理術　多湖輝著　140元
5. 透視人性弱點　多湖輝著　140元
6. 自我表現術　多湖輝著　180元
7. 不可思議的人性心理　多湖輝著　180元
8. 催眠術入門　多湖輝著　150元
9. 責罵部屬的藝術　多湖輝著　150元
10. 精神力　多湖輝著　150元
11. 厚黑說服術　多湖輝著　150元

| | | |
|---|---|---|
| 12. 集中力 | 多湖輝著 | 150 元 |
| 13. 構想力 | 多湖輝著 | 150 元 |
| 14. 深層心理術 | 多湖輝著 | 160 元 |
| 15. 深層語言術 | 多湖輝著 | 160 元 |
| 16. 深層說服術 | 多湖輝著 | 180 元 |
| 17. 掌握潛在心理 | 多湖輝著 | 160 元 |
| 18. 洞悉心理陷阱 | 多湖輝著 | 180 元 |
| 19. 解讀金錢心理 | 多湖輝著 | 180 元 |
| 20. 拆穿語言圈套 | 多湖輝著 | 180 元 |
| 21. 語言的內心玄機 | 多湖輝著 | 180 元 |
| 22. 積極力 | 多湖輝著 | 180 元 |

## ・超現實心理講座・電腦編號 22

| | | |
|---|---|---|
| 1. 超意識覺醒法 | 詹蔚芬編譯 | 130 元 |
| 2. 護摩秘法與人生 | 劉名揚編譯 | 130 元 |
| 3. 秘法！超級仙術入門 | 陸明譯 | 150 元 |
| 4. 給地球人的訊息 | 柯素娥編著 | 150 元 |
| 5. 密教的神通力 | 劉名揚編著 | 130 元 |
| 6. 神秘奇妙的世界 | 平川陽一著 | 200 元 |
| 7. 地球文明的超革命 | 吳秋嬌譯 | 200 元 |
| 8. 力量石的秘密 | 吳秋嬌譯 | 180 元 |
| 9. 超能力的靈異世界 | 馬小莉譯 | 200 元 |
| 10. 逃離地球毀滅的命運 | 吳秋嬌譯 | 200 元 |
| 11. 宇宙與地球終結之謎 | 南山宏著 | 200 元 |
| 12. 驚世奇功揭秘 | 傅起鳳著 | 200 元 |
| 13. 啟發身心潛力心象訓練法 | 栗田昌裕著 | 180 元 |
| 14. 仙道術遁甲法 | 高藤聰一郎著 | 220 元 |
| 15. 神通力的秘密 | 中岡俊哉著 | 180 元 |
| 16. 仙人成仙術 | 高藤聰一郎著 | 200 元 |
| 17. 仙道符咒氣功法 | 高藤聰一郎著 | 220 元 |
| 18. 仙道風水術尋龍法 | 高藤聰一郎著 | 200 元 |
| 19. 仙道奇蹟超幻像 | 高藤聰一郎著 | 200 元 |
| 20. 仙道鍊金術房中法 | 高藤聰一郎著 | 200 元 |
| 21. 奇蹟超醫療治癒難病 | 深野一幸著 | 220 元 |
| 22. 揭開月球的神秘力量 | 超科學研究會 | 180 元 |
| 23. 西藏密教奧義 | 高藤聰一郎著 | 250 元 |
| 24. 改變你的夢術入門 | 高藤聰一郎著 | 250 元 |
| 25. 21 世紀拯救地球超技術 | 深野一幸著 | 250 元 |

## ・養 生 保 健・電腦編號 23

| | | |
|---|---|---|
| 1. 醫療養生氣功 | 黃孝寬著 | 250 元 |

| | | |
|---|---|---|
| 2. 中國氣功圖譜 | 余功保著 | 250元 |
| 3. 少林醫療氣功精粹 | 井玉蘭著 | 250元 |
| 4. 龍形實用氣功 | 吳大才等著 | 220元 |
| 5. 魚戲增視強身氣功 | 宮　嬰著 | 220元 |
| 6. 嚴新氣功 | 前新培金著 | 250元 |
| 7. 道家玄牝氣功 | 張　章著 | 200元 |
| 8. 仙家秘傳袪病功 | 李遠國著 | 160元 |
| 9. 少林十大健身功 | 秦慶豐著 | 180元 |
| 10. 中國自控氣功 | 張明武著 | 250元 |
| 11. 醫療防癌氣功 | 黃孝寬著 | 250元 |
| 12. 醫療強身氣功 | 黃孝寬著 | 250元 |
| 13. 醫療點穴氣功 | 黃孝寬著 | 250元 |
| 14. 中國八卦如意功 | 趙維漢著 | 180元 |
| 15. 正宗馬禮堂養氣功 | 馬禮堂著 | 420元 |
| 16. 秘傳道家筋經內丹功 | 王慶餘著 | 280元 |
| 17. 三元開慧功 | 辛桂林著 | 250元 |
| 18. 防癌治癌新氣功 | 郭　林著 | 180元 |
| 19. 禪定與佛家氣功修煉 | 劉天君著 | 200元 |
| 20. 顛倒之術 | 梅自強著 | 360元 |
| 21. 簡明氣功辭典 | 吳家駿編 | 360元 |
| 22. 八卦三合功 | 張全亮著 | 230元 |
| 23. 朱砂掌健身養生功 | 楊永著 | 250元 |
| 24. 抗老功 | 陳九鶴著 | 230元 |
| 25. 意氣按穴排濁自療法 | 黃啟運編著 | 250元 |
| 26. 陳式太極拳養生功 | 陳正雷著 | 200元 |
| 27. 健身袪病小功法 | 王培生著 | 200元 |
| 28. 張式太極混元功 | 張春銘著 | 250元 |
| 29. 中國璇密功 | 羅琴編著 | 250元 |
| 30. 中國少林禪密功 | 齊飛龍著 | 200元 |

## ・社會人智囊・電腦編號 24

| | | |
|---|---|---|
| 1. 糾紛談判術 | 清水增三著 | 160元 |
| 2. 創造關鍵術 | 淺野八郎著 | 150元 |
| 3. 觀人術 | 淺野八郎著 | 200元 |
| 4. 應急詭辯術 | 廖英迪編著 | 160元 |
| 5. 天才家學習術 | 木原武一著 | 160元 |
| 6. 貓型狗式鑑人術 | 淺野八郎著 | 180元 |
| 7. 逆轉運掌握術 | 淺野八郎著 | 180元 |
| 8. 人際圓融術 | 澀谷昌三著 | 160元 |
| 9. 解讀人心術 | 淺野八郎著 | 180元 |
| 10. 與上司水乳交融術 | 秋元隆司著 | 180元 |
| 11. 男女心態定律 | 小田晉著 | 180元 |
| 12. 幽默說話術 | 林振輝編著 | 200元 |

| | | |
|---|---|---|
| 13. 人能信賴幾分 | 淺野八郎著 | 180 元 |
| 14. 我一定能成功 | 李玉瓊譯 | 180 元 |
| 15. 獻給青年的嘉言 | 陳蒼杰譯 | 180 元 |
| 16. 知人、知面、知其心 | 林振輝編著 | 180 元 |
| 17. 塑造堅強的個性 | 坂上肇著 | 180 元 |
| 18. 為自己而活 | 佐藤綾子著 | 180 元 |
| 19. 未來十年與愉快生活有約 | 船井幸雄著 | 180 元 |
| 20. 超級銷售話術 | 杜秀卿譯 | 180 元 |
| 21. 感性培育術 | 黃靜香編著 | 180 元 |
| 22. 公司新鮮人的禮儀規範 | 蔡媛惠譯 | 180 元 |
| 23. 傑出職員鍛鍊術 | 佐佐木正著 | 180 元 |
| 24. 面談獲勝戰略 | 李芳黛譯 | 180 元 |
| 25. 金玉良言撼人心 | 森純大著 | 180 元 |
| 26. 男女幽默趣典 | 劉華亭編著 | 180 元 |
| 27. 機智說話術 | 劉華亭編著 | 180 元 |
| 28. 心理諮商室 | 柯素娥譯 | 180 元 |
| 29. 如何在公司崢嶸頭角 | 佐佐木正著 | 180 元 |
| 30. 機智應對術 | 李玉瓊編著 | 200 元 |
| 31. 克服低潮良方 | 坂野雄二著 | 180 元 |
| 32. 智慧型說話技巧 | 沈永嘉編著 | 180 元 |
| 33. 記憶力、集中力增進術 | 廖松濤編著 | 180 元 |
| 34. 女職員培育術 | 林慶旺編著 | 180 元 |
| 35. 自我介紹與社交禮儀 | 柯素娥編著 | 180 元 |
| 36. 積極生活創幸福 | 田中真澄著 | 180 元 |
| 37. 妙點子超構想 | 多湖輝著 | 180 元 |
| 38. 說 NO 的技巧 | 廖玉山編著 | 180 元 |
| 39. 一流說服力 | 李玉瓊編著 | 180 元 |
| 40. 般若心經成功哲學 | 陳鴻蘭編著 | 180 元 |
| 41. 訪問推銷術 | 黃靜香編著 | 180 元 |
| 42. 男性成功秘訣 | 陳蒼杰編著 | 180 元 |
| 43. 笑容、人際智商 | 宮川澄子著 | 180 元 |
| 44. 多湖輝的構想工作室 | 多湖輝著 | 200 元 |
| 45. 名人名語啟示錄 | 喬家楓著 | 180 元 |
| 46. 口才必勝術 | 黃柏松編著 | 220 元 |
| 47. 能言善道的說話術 | 章智冠編著 | 180 元 |
| 48. 改變人心成為贏家 | 多湖輝著 | 200 元 |
| 49. 說服的ＩＱ | 沈永嘉譯 | 200 元 |
| 50. 提升腦力超速讀術 | 齊藤英治著 | 200 元 |
| 51. 操控對手百戰百勝 | 多湖輝著 | 200 元 |
| 52. 面試成功戰略 | 柯素娥編著 | 200 元 |
| 53. 摸透男人心 | 劉華亭編著 | 180 元 |
| 54. 撼動人心優勢口才 | 龔伯牧編著 | 180 元 |
| 55. 如何使對方說 yes | 程　羲編著 | 200 元 |
| 56. 小道理・美好人生 | 林政峯編著 | 180 元 |

## ・精選系列・電腦編號 25

| | | | |
|---|---|---|---|
| 1. | 毛澤東與鄧小平 | 渡邊利夫等著 | 280 元 |
| 2. | 中國大崩裂 | 江戶介雄著 | 180 元 |
| 3. | 台灣・亞洲奇蹟 | 上村幸治著 | 220 元 |
| 4. | 7-ELEVEN 高盈收策略 | 國友隆一著 | 180 元 |
| 5. | 台灣獨立（新・中國日本戰爭一） | 森詠著 | 200 元 |
| 6. | 迷失中國的末路 | 江戶雄介著 | 220 元 |
| 7. | 2000 年 5 月全世界毀滅 | 紫藤甲子男著 | 180 元 |
| 8. | 失去鄧小平的中國 | 小島朋之著 | 220 元 |
| 9. | 世界史爭議性異人傳 | 桐生操著 | 200 元 |
| 10. | 淨化心靈享人生 | 松濤弘道著 | 220 元 |
| 11. | 人生心情診斷 | 賴藤和寬著 | 220 元 |
| 12. | 中美大決戰 | 檜山良昭著 | 220 元 |
| 13. | 黃昏帝國美國 | 莊雯琳譯 | 220 元 |
| 14. | 兩岸衝突（新・中國日本戰爭二） | 森詠著 | 220 元 |
| 15. | 封鎖台灣（新・中國日本戰爭三） | 森詠著 | 220 元 |
| 16. | 中國分裂（新・中國日本戰爭四） | 森詠著 | 220 元 |
| 17. | 由女變男的我 | 虎井正衛著 | 200 元 |
| 18. | 佛學的安心立命 | 松濤弘道著 | 220 元 |
| 19. | 世界喪禮大觀 | 松濤弘道著 | 280 元 |
| 20. | 中國內戰（新・中國日本戰爭五） | 森詠著 | 220 元 |
| 21. | 台灣內亂（新・中國日本戰爭六） | 森詠著 | 220 元 |
| 22. | 琉球戰爭①（新・中國日本戰爭七） | 森詠著 | 220 元 |
| 23. | 琉球戰爭②（新・中國日本戰爭八） | 森詠著 | 220 元 |

## ・運動遊戲・電腦編號 26

| | | | |
|---|---|---|---|
| 1. | 雙人運動 | 李玉瓊譯 | 160 元 |
| 2. | 愉快的跳繩運動 | 廖玉山譯 | 180 元 |
| 3. | 運動會項目精選 | 王佑京譯 | 150 元 |
| 4. | 肋木運動 | 廖玉山譯 | 150 元 |
| 5. | 測力運動 | 王佑宗譯 | 150 元 |
| 6. | 游泳入門 | 唐桂萍編著 | 200 元 |
| 7. | 帆板衝浪 | 王勝利譯 | 300 元 |

## ・休閒娛樂・電腦編號 27

| | | | |
|---|---|---|---|
| 1. | 海水魚飼養法 | 田中智浩著 | 300 元 |
| 2. | 金魚飼養法 | 曾雪玫譯 | 250 元 |
| 3. | 熱門海水魚 | 毛利匡明著 | 480 元 |
| 4. | 愛犬的教養與訓練 | 池田好雄著 | 250 元 |
| 5. | 狗教養與疾病 | 杉浦哲著 | 220 元 |

| | | |
|---|---|---|
| 6. 小動物養育技巧 | 三上昇著 | 300元 |
| 7. 水草選擇、培育、消遣 | 安齊裕司著 | 300元 |
| 8. 四季釣魚法 | 釣朋會著 | 200元 |
| 9. 簡易釣魚入門 | 張果馨譯 | 200元 |
| 10. 防波堤釣入門 | 張果馨譯 | 220元 |
| 20. 園藝植物管理 | 船越亮二著 | 220元 |
| 30. 汽車急救ＤＩＹ | 陳瑞雄編著 | 200元 |
| 31. 巴士旅行遊戲 | 陳羲編著 | 180元 |
| 32. 測驗你的ＩＱ | 蕭京凌編著 | 180元 |
| 33. 益智數字遊戲 | 廖玉山編著 | 180元 |
| 40. 撲克牌遊戲與贏牌秘訣 | 林振輝編著 | 180元 |
| 41. 撲克牌魔術、算命、遊戲 | 林振輝編著 | 180元 |
| 42. 撲克占卜入門 | 王家成編著 | 180元 |
| 50. 兩性幽默 | 幽默選集編輯組 | 180元 |
| 51. 異色幽默 | 幽默選集編輯組 | 180元 |

## ・銀髮族智慧學・電腦編號 28

| | | |
|---|---|---|
| 1. 銀髮六十樂逍遙 | 多湖輝著 | 170元 |
| 2. 人生六十反年輕 | 多湖輝著 | 170元 |
| 3. 六十歲的決斷 | 多湖輝著 | 170元 |
| 4. 銀髮族健身指南 | 孫瑞台編著 | 250元 |
| 5. 退休後的夫妻健康生活 | 施聖茹譯 | 200元 |

## ・飲 食 保 健・電腦編號 29

| | | |
|---|---|---|
| 1. 自己製作健康茶 | 大海淳著 | 220元 |
| 2. 好吃、具藥效茶料理 | 德永睦子著 | 220元 |
| 3. 改善慢性病健康藥草茶 | 吳秋嬌譯 | 200元 |
| 4. 藥酒與健康果菜汁 | 成玉編著 | 250元 |
| 5. 家庭保健養生湯 | 馬汴梁編著 | 220元 |
| 6. 降低膽固醇的飲食 | 早川和志著 | 200元 |
| 7. 女性癌症的飲食 | 女子營養大學 | 280元 |
| 8. 痛風者的飲食 | 女子營養大學 | 280元 |
| 9. 貧血者的飲食 | 女子營養大學 | 280元 |
| 10. 高脂血症者的飲食 | 女子營養大學 | 280元 |
| 11. 男性癌症的飲食 | 女子營養大學 | 280元 |
| 12. 過敏者的飲食 | 女子營養大學 | 280元 |
| 13. 心臟病的飲食 | 女子營養大學 | 280元 |
| 14. 滋陰壯陽的飲食 | 王增著 | 220元 |
| 15. 胃、十二指腸潰瘍的飲食 | 勝健一等著 | 280元 |
| 16. 肥胖者的飲食 | 雨宮禎子等著 | 280元 |

## ・家庭醫學保健・電腦編號 30

| | | |
|---|---|---|
| 1. 女性醫學大全 | 雨森良彥著 | 380 元 |
| 2. 初為人父育兒寶典 | 小瀧周曹著 | 220 元 |
| 3. 性活力強健法 | 相建華著 | 220 元 |
| 4. 30 歲以上的懷孕與生產 | 李芳黛編著 | 220 元 |
| 5. 舒適的女性更年期 | 野末悅子著 | 200 元 |
| 6. 夫妻前戲的技巧 | 笠井寬司著 | 200 元 |
| 7. 病理足穴按摩 | 金慧明著 | 220 元 |
| 8. 爸爸的更年期 | 河野孝旺著 | 200 元 |
| 9. 橡皮帶健康法 | 山田晶著 | 180 元 |
| 10. 三十三天健美減肥 | 相建華等著 | 180 元 |
| 11. 男性健美入門 | 孫玉祿編著 | 180 元 |
| 12. 強化肝臟秘訣 | 主婦の友社編 | 200 元 |
| 13. 了解藥物副作用 | 張果馨譯 | 200 元 |
| 14. 女性醫學小百科 | 松山榮吉著 | 200 元 |
| 15. 左轉健康法 | 龜田修等著 | 200 元 |
| 16. 實用天然藥物 | 鄭炳全編著 | 260 元 |
| 17. 神秘無痛平衡療法 | 林宗駛著 | 180 元 |
| 18. 膝蓋健康法 | 張果馨譯 | 180 元 |
| 19. 針灸治百病 | 葛書翰著 | 250 元 |
| 20. 異位性皮膚炎治癒法 | 吳秋嬌譯 | 220 元 |
| 21. 禿髮白髮預防與治療 | 陳炳崑編著 | 180 元 |
| 22. 埃及皇宮菜健康法 | 飯森薰著 | 200 元 |
| 23. 肝臟病安心治療 | 上野幸久著 | 220 元 |
| 24. 耳穴治百病 | 陳抗美等著 | 250 元 |
| 25. 高效果指壓法 | 五十嵐康彥著 | 200 元 |
| 26. 瘦水、胖水 | 鈴木園子著 | 200 元 |
| 27. 手針新療法 | 朱振華著 | 200 元 |
| 28. 香港腳預防與治療 | 劉小惠譯 | 250 元 |
| 29. 智慧飲食吃出健康 | 柯富陽編著 | 200 元 |
| 30. 牙齒保健法 | 廖玉山編著 | 200 元 |
| 31. 恢復元氣養生食 | 張果馨譯 | 200 元 |
| 32. 特效推拿按摩術 | 李玉田著 | 200 元 |
| 33. 一週一次健康法 | 若狹真著 | 200 元 |
| 34. 家常科學膳食 | 大塚滋著 | 220 元 |
| 35. 夫妻們閱讀的男性不孕 | 原利夫著 | 220 元 |
| 36. 自我瘦身美容 | 馬野詠子著 | 200 元 |
| 37. 魔法姿勢益健康 | 五十嵐康彥著 | 200 元 |
| 38. 眼病錘療法 | 馬栩周著 | 200 元 |
| 39. 預防骨質疏鬆症 | 藤田拓男著 | 200 元 |
| 40. 骨質增生效驗方 | 李吉茂編著 | 250 元 |
| 41. 蕺菜健康法 | 小林正夫著 | 200 元 |

| | | | |
|---|---|---|---|
| 42. | 赧於啟齒的男性煩惱 | 增田豐著 | 220 元 |
| 43. | 簡易自我健康檢查 | 稻葉允著 | 250 元 |
| 44. | 實用花草健康法 | 友田純子著 | 200 元 |
| 45. | 神奇的手掌療法 | 日比野喬著 | 230 元 |
| 46. | 家庭式三大穴道療法 | 刑部忠和著 | 200 元 |
| 47. | 子宮癌、卵巢癌 | 岡島弘幸著 | 220 元 |
| 48. | 糖尿病機能性食品 | 劉雪卿編著 | 220 元 |
| 49. | 奇蹟活現經脈美容法 | 林振輝編譯 | 200 元 |
| 50. | Super SEX | 秋好憲一著 | 220 元 |
| 51. | 了解避孕丸 | 林玉佩譯 | 200 元 |
| 52. | 有趣的遺傳學 | 蕭京凌編著 | 200 元 |
| 53. | 強身健腦手指運動 | 羅群等著 | 250 元 |
| 54. | 小周天健康法 | 莊雯琳譯 | 200 元 |
| 55. | 中西醫結合醫療 | 陳蒼杰譯 | 200 元 |
| 56. | 沐浴健康法 | 楊鴻儒譯 | 200 元 |
| 57. | 節食瘦身秘訣 | 張芷欣編著 | 200 元 |
| 58. | 酵素健康法 | 楊皓譯 | 200 元 |
| 59. | 一天 10 分鐘健康太極拳 | 劉小惠譯 | 250 元 |
| 60. | 中老年人疲勞消除法 | 五味雅吉著 | 220 元 |
| 61. | 與齲齒訣別 | 楊鴻儒譯 | 220 元 |
| 62. | 禪宗自然養生法 | 費德漢編著 | 200 元 |
| 63. | 女性切身醫學 | 編輯群編 | 200 元 |

## ・超經營新智慧・電腦編號 31

| | | | |
|---|---|---|---|
| 1. | 躍動的國家越南 | 林雅倩譯 | 250 元 |
| 2. | 甦醒的小龍菲律賓 | 林雅倩譯 | 220 元 |
| 3. | 中國的危機與商機 | 中江要介著 | 250 元 |
| 4. | 在印度的成功智慧 | 山內利男著 | 220 元 |
| 5. | 7-ELEVEN 大革命 | 村上豐道著 | 200 元 |
| 6. | 業務員成功秘方 | 呂育清編著 | 200 元 |
| 7. | 在亞洲成功的智慧 | 鈴木讓二著 | 220 元 |
| 8. | 圖解活用經營管理 | 山際有文著 | 220 元 |
| 9. | 速效行銷學 | 江尻弘著 | 220 元 |
| 10. | 猶太成功商法 | 周蓮芬編著 | 200 元 |
| 11. | 工廠管理新手法 | 黃柏松編著 | 220 元 |

## ・親子系列・電腦編號 32

| | | | |
|---|---|---|---|
| 1. | 如何使孩子出人頭地 | 多湖輝著 | 200 元 |
| 2. | 心靈啟蒙教育 | 多湖輝著 | 280 元 |
| 3. | 如何使孩子數學滿分 | 林明嬋編著 | 180 元 |
| 4. | 終身受用的學習秘訣 | 李芳黛譯 | 200 元 |

| | | |
|---|---|---|
| 5. 數學疑問破解 | 陳蒼杰譯 | 200元 |

## ・雅致系列・電腦編號 33

| | | |
|---|---|---|
| 1. 健康食譜春冬篇 | 丸元淑生著 | 200元 |
| 2. 健康食譜夏秋篇 | 丸元淑生著 | 200元 |
| 3. 純正家庭料理 | 陳建民等著 | 200元 |
| 4. 家庭四川菜 | 陳建民著 | 200元 |
| 5. 醫食同源健康美食 | 郭長聚著 | 200元 |
| 6. 家族健康食譜 | 東畑朝子著 | 200元 |

## ・美術系列・電腦編號 34

| | | |
|---|---|---|
| 1. 可愛插畫集 | 鉛筆等著 | 220元 |
| 2. 人物插畫集 | 鉛筆等著 | 180元 |

## ・勞作系列・電腦編號 35

| | | |
|---|---|---|
| 1. 活動玩具ＤＩＹ | 李芳黛譯 | 230元 |
| 2. 組合玩具ＤＩＹ | 李芳黛譯 | 230元 |
| 3. 花草遊戲ＤＩＹ | 張果馨譯 | 250元 |

## ・心 靈 雅 集・電腦編號 00

| | | |
|---|---|---|
| 1. 禪言佛語看人生 | 松濤弘道著 | 180元 |
| 2. 禪密教的奧秘 | 葉逯謙譯 | 120元 |
| 3. 觀音大法力 | 田口日勝著 | 120元 |
| 4. 觀音法力的大功德 | 田口日勝著 | 120元 |
| 5. 達摩禪106智慧 | 劉華亭編譯 | 220元 |
| 6. 有趣的佛教研究 | 葉逯謙編譯 | 170元 |
| 7. 夢的開運法 | 蕭京凌譯 | 180元 |
| 8. 禪學智慧 | 柯素娥編譯 | 130元 |
| 9. 女性佛教入門 | 許俐萍譯 | 110元 |
| 10. 佛像小百科 | 心靈雅集編譯組 | 130元 |
| 11. 佛教小百科趣談 | 心靈雅集編譯組 | 120元 |
| 12. 佛教小百科漫談 | 心靈雅集編譯組 | 150元 |
| 13. 佛教知識小百科 | 心靈雅集編譯組 | 150元 |
| 14. 佛學名言智慧 | 松濤弘道著 | 220元 |
| 15. 釋迦名言智慧 | 松濤弘道著 | 220元 |
| 16. 活人禪 | 平田精耕著 | 120元 |
| 17. 坐禪入門 | 柯素娥編譯 | 150元 |
| 18. 現代禪悟 | 柯素娥編譯 | 130元 |
| 19. 道元禪師語錄 | 心靈雅集編譯組 | 130元 |

| | | |
|---|---|---|
| 20. 佛學經典指南 | 心靈雅集編譯組 | 130 元 |
| 21. 何謂「生」阿含經 | 心靈雅集編譯組 | 150 元 |
| 22. 一切皆空　般若心經 | 心靈雅集編譯組 | 180 元 |
| 23. 超越迷惘　法句經 | 心靈雅集編譯組 | 130 元 |
| 24. 開拓宇宙觀　華嚴經 | 心靈雅集編譯組 | 180 元 |
| 25. 真實之道　法華經 | 心靈雅集編譯組 | 130 元 |
| 26. 自由自在　涅槃經 | 心靈雅集編譯組 | 130 元 |
| 27. 沈默的教示　維摩經 | 心靈雅集編譯組 | 150 元 |
| 28. 開通心眼　佛語佛戒 | 心靈雅集編譯組 | 130 元 |
| 29. 揭秘寶庫　密教經典 | 心靈雅集編譯組 | 180 元 |
| 30. 坐禪與養生 | 廖松濤譯 | 110 元 |
| 31. 釋尊十戒 | 柯素娥編譯 | 120 元 |
| 32. 佛法與神通 | 劉欣如編著 | 120 元 |
| 33. 悟（正法眼藏的世界） | 柯素娥編譯 | 120 元 |
| 34. 只管打坐 | 劉欣如編著 | 120 元 |
| 35. 喬答摩・佛陀傳 | 劉欣如編著 | 120 元 |
| 36. 唐玄奘留學記 | 劉欣如編著 | 120 元 |
| 37. 佛教的人生觀 | 劉欣如編譯 | 110 元 |
| 38. 無門關(上卷) | 心靈雅集編譯組 | 150 元 |
| 39. 無門關(下卷) | 心靈雅集編譯組 | 150 元 |
| 40. 業的思想 | 劉欣如編著 | 130 元 |
| 41. 佛法難學嗎 | 劉欣如著 | 140 元 |
| 42. 佛法實用嗎 | 劉欣如著 | 140 元 |
| 43. 佛法殊勝嗎 | 劉欣如著 | 140 元 |
| 44. 因果報應法則 | 李常傳編 | 180 元 |
| 45. 佛教醫學的奧秘 | 劉欣如編著 | 150 元 |
| 46. 紅塵絕唱 | 海　若著 | 130 元 |
| 47. 佛教生活風情 | 洪丕謨、姜玉珍著 | 220 元 |
| 48. 行住坐臥有佛法 | 劉欣如著 | 160 元 |
| 49. 起心動念是佛法 | 劉欣如著 | 160 元 |
| 50. 四字禪語 | 曹洞宗青年會 | 200 元 |
| 51. 妙法蓮華經 | 劉欣如編著 | 160 元 |
| 52. 根本佛教與大乘佛教 | 葉作森編 | 180 元 |
| 53. 大乘佛經 | 定方晟著 | 180 元 |
| 54. 須彌山與極樂世界 | 定方晟著 | 180 元 |
| 55. 阿闍世的悟道 | 定方晟著 | 180 元 |
| 56. 金剛經的生活智慧 | 劉欣如著 | 180 元 |
| 57. 佛教與儒教 | 劉欣如編譯 | 180 元 |
| 58. 佛教史入門 | 劉欣如編譯 | 180 元 |
| 59. 印度佛教思想史 | 劉欣如編譯 | 200 元 |
| 60. 佛教與女性 | 劉欣如編譯 | 180 元 |
| 61. 禪與人生 | 洪丕謨主編 | 260 元 |
| 62. 領悟佛經的智慧 | 劉欣如著 | 200 元 |

## ・經 營 管 理・電腦編號 01

| | | | |
|---|---|---|---|
| ◎ | 創新經營管理六十六大計(精) | 蔡弘文編 | 780 元 |
| 1. | 如何獲取生意情報 | 蘇燕謀譯 | 110 元 |
| 2. | 經濟常識問答 | 蘇燕謀譯 | 130 元 |
| 4. | 台灣商戰風雲錄 | 陳中雄著 | 120 元 |
| 5. | 推銷大王秘錄 | 原一平著 | 180 元 |
| 6. | 新創意・賺大錢 | 王家成譯 | 90 元 |
| 10. | 美國實業 24 小時 | 柯順隆譯 | 80 元 |
| 11. | 撼動人心的推銷法 | 原一平著 | 150 元 |
| 12. | 高竿經營法 | 蔡弘文編 | 120 元 |
| 13. | 如何掌握顧客 | 柯順隆譯 | 150 元 |
| 17. | 一流的管理 | 蔡弘文編 | 150 元 |
| 18. | 外國人看中韓經濟 | 劉華亭譯 | 150 元 |
| 20. | 突破商場人際學 | 林振輝編著 | 90 元 |
| 22. | 如何使女人打開錢包 | 林振輝編著 | 100 元 |
| 24. | 小公司經營策略 | 王嘉誠著 | 160 元 |
| 25. | 成功的會議技巧 | 鐘文訓編譯 | 100 元 |
| 26. | 新時代老闆學 | 黃柏松編著 | 100 元 |
| 27. | 如何創造商場智囊團 | 林振輝編譯 | 150 元 |
| 28. | 十分鐘推銷術 | 林振輝編譯 | 180 元 |
| 29. | 五分鐘育才 | 黃柏松編譯 | 100 元 |
| 33. | 自我經濟學 | 廖松濤編譯 | 100 元 |
| 34. | 一流的經營 | 陶田生編著 | 120 元 |
| 35. | 女性職員管理術 | 王昭國編譯 | 120 元 |
| 36. | ＩＢＭ的人事管理 | 鐘文訓編譯 | 150 元 |
| 37. | 現代電腦常識 | 王昭國編譯 | 150 元 |
| 38. | 電腦管理的危機 | 鐘文訓編譯 | 120 元 |
| 39. | 如何發揮廣告效果 | 王昭國編譯 | 150 元 |
| 40. | 最新管理技巧 | 王昭國編譯 | 150 元 |
| 41. | 一流推銷術 | 廖松濤編譯 | 150 元 |
| 42. | 包裝與促銷技巧 | 王昭國編譯 | 130 元 |
| 43. | 企業王國指揮塔 | 松下幸之助著 | 120 元 |
| 44. | 企業精銳兵團 | 松下幸之助著 | 120 元 |
| 45. | 企業人事管理 | 松下幸之助著 | 100 元 |
| 46. | 華僑經商致富術 | 廖松濤編譯 | 130 元 |
| 47. | 豐田式銷售技巧 | 廖松濤編譯 | 180 元 |
| 48. | 如何掌握銷售技巧 | 王昭國編著 | 130 元 |
| 50. | 洞燭機先的經營 | 鐘文訓編譯 | 150 元 |
| 52. | 新世紀的服務業 | 鐘文訓編譯 | 100 元 |
| 53. | 成功的領導者 | 廖松濤編譯 | 120 元 |
| 54. | 女推銷員成功術 | 李玉瓊編譯 | 130 元 |
| 55. | ＩＢＭ人才培育術 | 鐘文訓編譯 | 100 元 |

國家圖書館出版品預行編目資料

更年期／野末悅子著；劉小惠譯
－初版－臺北市，品冠文化，民89
面；21公分－（女醫師系列；10）
含索引
譯自：更年期
ISBN 957-468-032-0（平裝）
1. 更年期
417.1　　89013525

Kounenki, Joi-san Series
Originally published in Japan by Shufunotomo CO., Ltd., Tokyo


# 更 年 期

ISBN 957-468-032-0

著　　者／野末悅子
譯　　者／劉 小 惠
社　　長／蔡 孟 甫
出 版 者／品冠文化出版社
社　　址／台北市北投區（石牌）致遠一路2段12巷1號
電　　話／(02) 28233123・28236031・28236033
傳　　真／(02) 28272069
郵政劃撥／19346241
E-mail／dah-jaan@ms9.tisnet.net.tw
承 印 者／國順圖書印刷公司
裝　　訂／嶸興裝訂有限公司
排 版 者／千兵企業有限公司
初版1刷／2000年（民89年）11 月

定　價／200元